阪口珠未

…ない体をつくる
中国医学入門

決め手は五臓の「腎」の力

GS
幻冬舎新書
515

はじめに

北京の中国医学の大学に留学していた頃の話です。私の薬膳の先生は男性。高齢にもかかわらず、とても肌のきれいな人でした。

その先生に「どうしたら、先生のように元気できれいでいられるんですか？」と尋ねたことがあります。

「それは3つある」

と先生は答えました。

身を乗り出した私に、先生が言ったのは……

1つめは「毎日手のひらに一握りのナッツを食べること」。

なぜならナッツは、小さな種が大きな木にまで成長するパワーを秘めているから。

2つめは「豚足を食べること」。

年寄りが尊敬されるためには、美しくなくてはいけない。そのために、私は毎日、酢と黒糖としょうゆで煮た豚足を少しずつ食べている。そうするとこんなふうに肌がしっとりする。

3つめは「腹八分目に食べること」。

他の人みたいに、3食お腹いっぱい食べていたら、もう私は生きていないかもしれない。昼間に人と会ってたくさん食べた日は、夜は、ネギとショウガのスープを作ってもらい、それだけ飲んで寝てしまう。そうすると次の日は、また元気に仕事ができる。


20代だった私にはピンと来ませんでしたが、40代となった今、先生の話がひとつひとつ納得できるようになりました。

1990年代に北京の中国医学の医大で学んだ後、私は、漢方薬店の経営をしながら、薬膳の考え方を広める教室などを開催しています。

生徒さんや患者さんの多くは、30代～60代。薬膳、漢方のライフスタイルを取り入れて、元気に、美しく過ごしている方が、たくさんいらっしゃいます。

みなさん共通で気にかかるのは、「加齢」の問題です。

40代だけれど、まだ若い世代に負けずに働きたい。新しいことにも挑戦したい。

年を重ねても、病気になったり、寝たきりになったりしないで、元気に過ごしたい。

親が寝たきりにならないように、健康を保つ方法を知りたい。

そのような声を聞くなか、これから高齢者がますます増えていく日本では、中国医学の養生の考え方はとても役に立つと思い、この本を書くことにしました。

中国医学には、西洋医学の理論体系とは異なる、独特の「抗衰老《こうすいろう》」（老化を食い止める）という考え方があります。

それは、「腎精《じんせい》」という、人間がもともと持って生まれた生命エネルギーをチャージして、若々しく、はつらつと生きるという方法です。

冒頭で紹介した、私の薬膳の先生が実践している3つの柱はすべて、腎精をチャージして目減りさせないことを目的にした生活スタイルです。

この本では、「腎精チャージ」という考え方を中心に、年を重ねながら、元気で美しくいるための中国医学の方法論をお話ししていきます。

老いない体をつくる中国医学入門／目次

第3章　五臓の働きを知って健康をキープする

第5章 超簡単レシピで腎精チャージ生活 181

図版・ＤＴＰ　美創

第1章

なぜ40歳を過ぎたら中国医学なのか？

中国の医大には2種類あります。1つは西洋医学の医大。もう1つは、伝統的な中国医学を学ぶ医大で、ここを卒業すると「中医師」と呼ばれます。

中国語に、「老中医《ろうちゅうい》」という言葉があります。

病院で中国医学の臨床を長く続けてきた中医師のうち、治療技術の高い先生方は、60歳で定年を迎えたあとも、再就職という形で病院に残ることができます。そのような先生方を「老中医」と呼びます。

「専家問診」といって、技術の高い老中医に、別途、費用を払って診てもらいたい患者はたくさんいます。

老中医の先生のなかには、90歳、100歳を超えても、元気で臨床の現場に立たれている方がいます。

そんな現場で活躍する老中医の先生たちに、若さを保つ方法をお聞きしてきました。

衰えかけた体力をもう一度盛り上げる

陶先生は現在72歳。難病と免疫病の専門外来で臨床を行っていらっしゃいます。奥様の高先生も中医師です。

肌がきれいでシミがなく、穏やかな雰囲気が漂う陶先生。

難病の専門外来で、がんや免疫異常の患者さんを多く診るなかで、気付いたことがあると言います。

それは中年で亡くなる人が非常に多いこと。

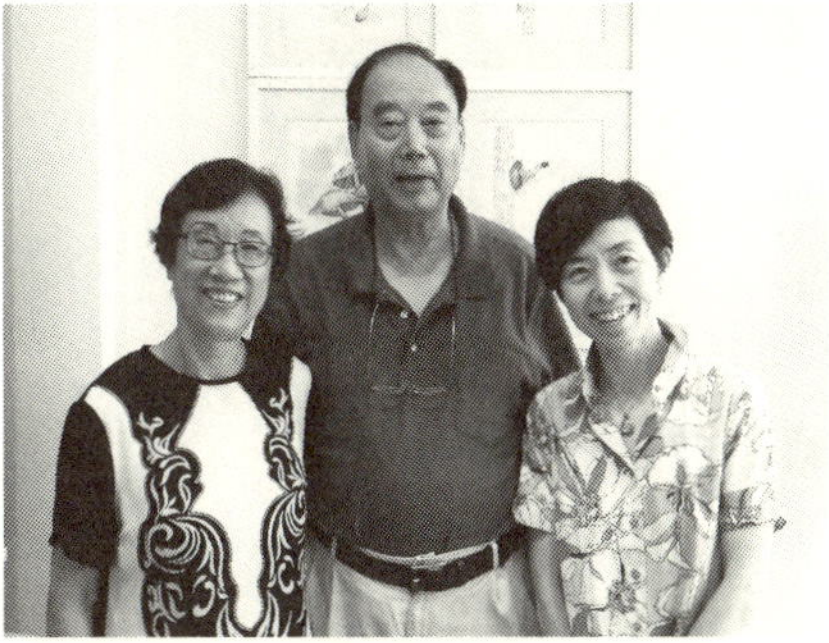
72歳でも若々しい陶先生、奥様の高先生と筆者

中年になると、ホルモンのバランスや内分泌系統の働きがそれ以前とは大きく変化します。

また、仕事の物理的かつ精神的な負担が増えます。責任ある立場になることが多く、周囲からの要求にも応えなければなりません。

家庭でも、子どもの教育に加えて、老齢期に入った両親の面倒を見るなど、自分以外のことに、多くのエネルギーを消耗させせられます。

体に起きる大きな変化と、社会的な立場による負担の増大が、40歳から60歳までの特徴です。

このような中年期を、彼は「中興の年齢」と呼びます。

中興とは、一度衰えかけたものをもう一度盛んにすること。この時期には、衰えかけた体力を養生によってもう一度盛り上げることが必要なのです。

「元気に長生きするためには、老人になってから気をつけたのでは遅い。40歳〜60歳の中年期のケアがとても大事。この時期に心身の養生をしっかりしておけば、その後の老化の過程を、ラクに健康に過ごすことができる」

50年の臨床生活から得た彼の持論です。

とにかく食べすぎはダメ

中年期の養生のポイントは、「足るを知ること」だと彼は言います。

もっともっとという考え方を持ち続けると疲れきってしまう。今の状態に満足することを知る。でもそれは、努力をしなくなるということではない。

欲に駆られて無理をしすぎていないか。自分にとって不要なこと、できないことを見極め、「やらない」という選択をすることが大切。

食事は薬よりも大事。食べたいだけ食べる、その場の気分まかせで食べるということを続けていると、命が削られる。

季節に合わせ、自然の摂理に沿った食事をとる。

どんな食事も消化されないと意味がないから、消化に負担をかけない食事をする。

「とにかく、食べすぎはダメだよ」

陶先生はふっくらした体なのに、一緒に食事をしたときも、食べる量は多くありません。肉を一口、魚を一口、餃子を2個、野菜を1品、キノコの入ったスープを1碗。

「今日はこれで十分食べたね！」

私が「先生はこのあとずっとお仕事されるんですか？」と聞くと、「広西省では102歳の老中医の先生が活躍しているし、90代の先生もたくさんいる。まだまだ僕は若手だからね」と、楽しそうに笑いました。

どんなよい薬も食事には及ばない

次にお話をうかがったのは李先生です。

約束の時間にご自宅を訪ね、マンションの下で電話をすると、先生が階段を下りてこられました。とても67歳とは思えない、姿勢のよさとがっちりした筋肉にびっくりしました。

李先生は、週4日、中国医学の病院で専門外来を行っています。専門は糖尿病、アレルギー、循環器系、肥満など。そのほか、講演会やテレビ出演なども精力的にこなしていらっしゃいま

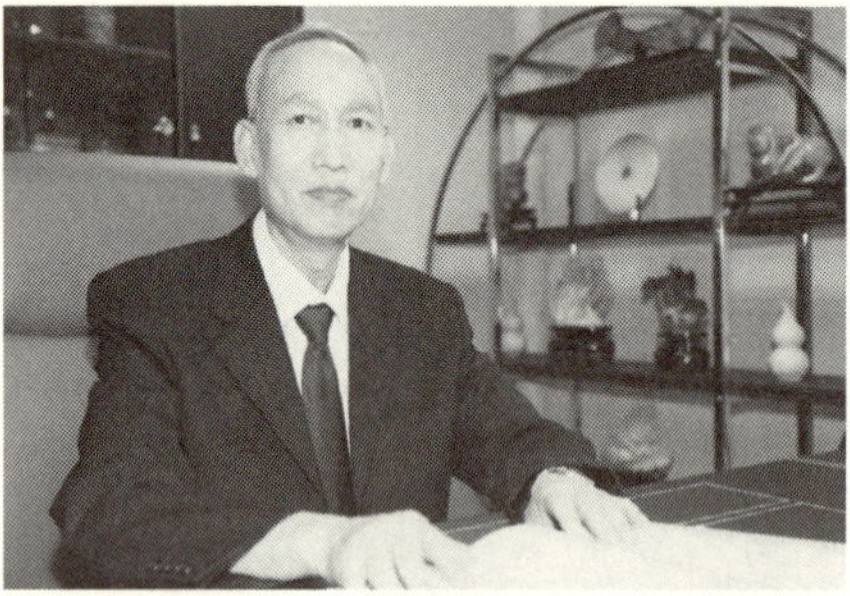

67歳でもエネルギー溢れる李先生

す。

李先生の専門と食事の関わりについて聞くと、病気を治すために、漢方薬による治療と併せて、食事の指導も必ず行っているとのこと。食事の改善は病気を治すのに非常に有効だと言います。

李先生に年齢を重ねても元気に過ごす秘訣を聞いてみました。

体を若々しく保つためには、「食事のコントロール」と「心のコントロール」、この2つがとても大切。

「民以食為天（庶民にとって、最も大事なのは食べること）」どんなよい薬も、毎日食べる食事を通じて体を整えることには及ばない。

食事をとらない人はいない。だから日々の食事を大切にすることが体を健康に保つことになる。

かつては「食べられないことによる病気」が多かった。しかし、今は中国でも「食べすぎによる病気」のほうがはるかに多い。

肉、脂、とくに甘いもののとりすぎは体を傷つける。

私自身は、外来で診察する患者の多くに、砂糖と乳製品をとらせないようにし、肉も量を減らすよう指導する。

牛乳は中国人が昔から飲んでいたものではない。カルシウムのために飲むという人が多いが、実は、動物性脂肪を摂取しているにすぎない。

李先生が減らしたほうがよいというのは、砂糖、乳製品、そして果物です。たんぱく質もとりすぎはよくないと言います。

砂糖は、塩よりも体に悪影響を与える。体に湿という毒を生み、さまざまな病気の原因になる。

同じ理由で、果物のとりすぎもよくない。甘すぎる果物は、ビタミンやミネラルの補給にならないし、糖分の過剰摂取になり、病の元になる。

「多食甘、則骨痛而髪落（甘いものを食べすぎると、骨が痛み、髪が抜ける）」と中国医学では言っている。

捨てているところにこそ栄養がある

「では、どんな食事がいいのですか？」とお尋ねしたところ……

野菜を多く食べること、そして、なるべく皮も含めた全体を食べること。

漢方で使われるものは、ほとんどが皮や種など我々が捨てているところ。そこにこそ栄養がある。

李先生の食事には、必ず2つのものが入るそうです。

1つは青菜などの野菜、もう1つが雑穀です。

台所に入って、彼が毎日食べているという雑穀を実際に見せてもらいました。

黒米、丸小麦、ふすま、とうもろこし、粟《あわ》、稗《ひえ》、高粱《こうりゃん》、黒ゴマなど、皮つきの雑穀が十数種類おいてあります。雑穀をブレンドしてお粥を作り、クコやクルミなども加えるそうです。

雑穀を皮ごと摂取すれば、たんぱく質、ビタミン、ミネラルなどの栄養も摂取できます。

中国医学は陰陽のバランスを重視します。皮も実も含めて1つの全体だから、皮ごととることで、陰と陽の両方を体にとり入れることができるわけです。

李先生のもとには、アトピーや生活習慣病などさまざまな患者が訪れます。漢方薬の服用で症状が改善した後は、肉、砂糖、牛乳を減らし、野菜と雑穀、豆、木の実などを増やす食事を続けていくと、ほぼ再発しないそうです。

さらに心のあり方についても尋ねてみました。

自分の力以上のことをやろうとか、自分に合わないことをやろうと無理をしてはいけないよ。自然でいることが大切なんだ。

人間は自然から離れれば離れるほど、不健康になり、不幸せになる。方法はたくさんあるけれど、真理は1つだよ。

食事も同じ。自然から離れすぎてはいけない。

李先生は足が早く、声も大きく、近くにいるだけでエネルギーが溢れているのが感じられます。

私と会った午後も食養生の講演会があって、これから出かけるとのこと。

取材を終えて先生の家を出た私は、タクシーを拾おうと道路の脇にしばらく立っていました。最近の北京はタクシーが捕まりにくいのです。

すると先生は広い6車線道路の一番向こう側に空のタクシーを見つけ、行きかう車をすり抜けて、あっという間に反対側まで走っていきました。そしてタクシーを捕まえて乗るとUターンさせ、私の前に乗りつけました。

「ほら、これに乗って帰るといい。元気でね！」

かっこいい！

李先生のパワーに圧倒され続けた取材でした。

漢方薬で元気になった子ども時代の私

少し私の話をさせてください。私は北京にある伝統的な中国医学の国立大学である北京中医薬大学に留学し、薬膳を学びました。

実家はもともと薬店を営んでいました。子ども時代の私は体が丈夫でなく、朝礼でいつも最初に倒れていました。それが、母が飲ませてくれた漢方で驚くほど元気になり、朝礼でも倒れなくなりました。そんなことがあり、幼い頃から、食や薬には親近感を持って育ちました。

大学では法学部に進み、国際関係法を専攻していました。学生寮食堂の厨房でアルバイトをしたことがあるのですが、そのときのシェフが一風変わった人でした。ベランダから落ちて半身不随になり、医者にも見離されたのですが、食事療法と運動療法を自力で続け、社会生活に復帰したというのです。

「薬を飲む前にちゃんと食べなきゃ、病気になるんだよ！」が口癖で、1食500円の大学生の食事にも、すべて手作りで工夫した料理をいろいろ出してくれました。当時馬術部に所属し、朝6時前に出発する私のためにも、「食べなきゃ練習になんないよ。電車の中で食べな」と言って、朝食用のお弁当を持たせてくれました。

彼との出会いがきっかけとなり、もともと食や薬には興味があったので、それからは、栄養、食、医学に関する書籍を読み漁《あさ》るようになりました。そんなある日、神田の古書店で見つけたのが「薬膳」と書かれた古い本です。

そこに書かれていた「体質によって合う食事は違う」「自然の摂理に合った食事をする」「病はまず食で整える」という考え方に共鳴して、中国医学を学ぶことにしたのでした。

効能が科学的に証明されてきている中国伝統医学

私が学んだのは北京中医薬大学の「養生康復科」、日本語に訳せば「予防医学科」というところです。ここでは、中国医学による病気の診断方法や薬の処方のほか、食事で心身を整え、病の治療と予防をする「薬膳」（中国では中医営養学と言います）を教えていました。

中国医学は、伝統医学であることもあって、非科学的だと思われがちです。ですが最近は、中国医学が経験的に、治療効果や保健効果があると説いてきたことが、現代医学や現代栄養学の研究や実験によって裏付けられることも多くなってきたように思います。

大学の栄養学の授業では、いろいろな食材の中医学的な薬効を学びます。

ある日、クルミの薬効について教師が説明をしました。

「クルミは高い健脳効果がある食材です。集中力の向上や認知症、健忘予防に使います。なぜなら、クルミは形が脳に似ているからだと言われています」

中医薬大学の中国人同級生たちは、私のような門外漢と違って、バリバリの理系。中国全土から高い競争を勝ち抜いてきた秀才ばかりです。そんな彼らがとくに反論するでもなく、ふんふんと聴いていています。

「形が似ているから効果があるなんて、ナンセンス」とそのとき私は思いました。

しかし、どうでしょう。近年発表された論文では、クルミの皮のポリフェノールと、クルミに含まれるα-リノレン酸が、認知症予防に高い効果があることがわかりました。テレビでも報道されてブームが巻き起こり、スーパーのナッツ売り場からクルミが消えたのは記憶に新しいことです。

また伝統的な中国医学では、「色」や「味」にも薬効があり、とくに「食材の色」を重視します。たとえば赤い食材や黒い食材は「血」の色に似ているため、血を増やし血流をスムーズにする、「補血《ほけつ》」「活血《かっけつ》」という効果があるとします。具体的な食材としては、ナツメ、小豆、赤身の肉、クコ、ベリー類、トマト、人参《にんじん》などです。

日本でも、子宮内の汚れた血や胎盤を流すために、産後に小豆粥を食べる習慣がありました。

一方、現代栄養学では、植物の色素については、これまでは化学研究や植物の生合成に関する研究が中心でした。

しかし、1980年代には、植物の色素や味が、人間の健康を守る生理機能成分「ファイトケミカル」として注目され、健康効果の対象となりました。

とくに大きな注目を浴びたのは、90年代の、赤ワインに含まれるポリフェノールという色素に抗酸化効果があるという発表です。

以降、植物の色素「トマトのリコピン」「唐辛子のカプサンチン」「人参のカロテン」などに健康増進効果があることはもはや常識で、同様のポリフェノールはすでに10000以上見つかっています。

また、漢方薬も、さまざまな効能が医療の臨床で実証され、応用されることが増えています。「六君子湯《りっくんしとう》」は、蒼朮《そうじゅつ》、人参、半夏《はんげ》、茯苓《ぶくりょう》、大棗《たいそう》、陳皮《ちんぴ》、甘草《かんぞう》、生姜《しょうきょう》という、薬膳でも使われる生薬が8種配合された処方で、食欲不振や胃腸の働きの低下、腹痛、下痢などが適応症です。

副作用が少ないため、最近では高齢者の食欲不振や体重減少にも処方されています。

心の問題に効果を発揮することもあります。「抑肝散加陳皮半夏《よくかんさんかちんぴはんげ》」は、胃の停滞感を伴うタイプのイライラや、抑うつ感に使われる漢方です。認知症患者の突然の感情の暴発を防ぐとして、こちらも病院でも多用されています。

日本漢方生薬製剤協会が2011年、医師を対象に実施したインターネット調査（有効回答数627）では、9割近くが漢方を処方しているとの結果が出ました。


中国医学と西洋医学は、基本的に理論体系や疾病の診断方法が違います。ですので中国医学のすべての効能を西洋医学的に証明することはできません。しかし、中国医学の処方の多くは、少なくとも数百年の単位で使われてきたものです。まったく効果のないものは、時間によって淘汰されていきます。

今でも現役で使われ続けているという事実自体が、中国医学の効果を裏付けるものだと考えていいのではないでしょうか。

日本で「腎精チャージ」の考え方が浸透しなかった理由

このように漢方薬は、西洋医学の医療の現場で、加齢によって起きやすい症状に使われる機会が増えています。

しかし、老化を食い止め、老化によって起こりやすい病を防ぐ「抗衰老」の考え方＝腎精をチャージする方法は、あまり使われていません。

先述のクルミについても、実際には認知症予防は、クルミの持つ多彩な「抗衰老」の働きの1つです。ただ、腎精チャージというメソッド自体が知られていないために、どうしても「この症状にはこの食材」という対症療法的、散発的な使用に限られてしまいます。

中国医学の主流の考え方である「抗衰老」＝腎精チャージが日本に浸透していないのはなぜでしょうか。

その理由を考えるために、日本での中国医学（＝漢方）の歴史を振り返ってみます。

遣隋使の時代から江戸時代に至るまで、日本における最高峰の医学は、留学生や中国から帰化した医者が広めた中国医学でした。宋の皇族のだれだれを治した、明の医師だれだれ直伝というのが、医者のブランドとなりました。また彼らは多くの有能な漢方医を輩出しました。

たとえば、毛利元就、織田信長、豊臣秀吉などの武将が、天下統一のための健康管理に、有能な漢方医を侍医としていたことは有名です。戦国武将の中でももっとも長寿の徳川家康は健康オタクとしてならした人で、配下の武士に、自分で作った漢方薬などを褒美として与えたりしています。

中国でも、為政者のために、医療が発展してきたのは同じです。富も権力も手に入れた為政者が次に望むのは、今の状態を永遠に保ちたいという「不老不死」の願いです。中国では、歴代の皇族の意を受け、「老化」を食い止めるための医学として、「抗衰老」の方法が発達してきました。

明から清の時代の前半は、とくにこのメソッドが充実し、完成された時代でもあります。この時代の医学は、治療もさることながら、養生や予防によって病や老化を防ぐことを非常に重視していて、養生・保健・抗老化に関する本が大量に出版されています。

この時代は、日本では江戸時代、日本独自の中国医学が発展した時代でもあります。元禄時代には日本独自の解釈が進み、多くの名医を生みました。

有名な貝原益軒《かいばらえきけん》さんもこの時代の人です。食べ方やふだんの生活の仕方によって健康を保つ方法論を説いた『養生訓』は、今でも愛読されています。

外科を得意とするオランダ医学が入ってきたのは、江戸時代です。薬草を数種類組み合わせた全身麻酔で、世界初の乳がん摘出手術を行った華岡青洲《はなおかせいしゅう》は、漢方とオランダ医学の両方を学んだ医師です。彼が考案した漢方の外用薬「紫雲膏」は、今や世界中で使われる名薬です。

しかし、明治維新の後、富国強兵に向かった日本では、国策として西洋医学を採用していきます。1874年（明治7年）に医制が公布され、医師の開業試験科目、および医学校の教科から漢方が除外されます。

西洋医学を学んだ者だけが、医師資格を取得できることになり、事実上、漢方医の廃止が決定的になりました。

この政策によって日本における漢方は衰退し、断絶に追い込まれました。医の主役の立場を追われ、民間医療の地位に甘んじることになったのです。

その後の漢方薬は、一部の医師をのぞいては、もっぱら薬剤師・薬種商が営む漢方薬店などによって処方されるものとなりました。

流れが変わったのは1960～70年代です。西洋医学の薬害が社会問題となり、中国医学の再評価が行われ、67年には漢方薬の処方が保険診療として復活します。大学などにも、東洋医学の専門機関が開設されました。

そして文部省が2001年に発表した医学教育カリキュラムのガイドラインに「和漢薬を概説できる」が加えられます。医学教育は西洋医学のみで、百数十年の間、中国医学は学術として学ばれない時代が続いたのですが、全国の大学で中国医学の講義が行われるようになってきています。

江戸時代における独自漢方の発展・オランダ医学の普及。さらに明治での漢方断絶と漢方の空白。

このような流れのなかで、明代以降の中国医学の主流となった「抗衰老」＝腎精チャージの考え方が、日本で積極的にとり入れられることがなかったのではないかと思います。

60年代から「老人医学」に資金を注いでいた中国

中国では、中華人民共和国成立後、中国医学に資金が注がれました。とくに60年代になってからは、中医師・岳美中を中心に、「老人医学」という、加齢によって起こりやすい病気の研究が盛んになりました。

岳美中は毛沢東・周恩来の保健医療を担当し、スカルノ大統領の腎臓病を治療したことで、「社会主義の奇跡」と呼ばれた人です。

彼が主任を務めた「西苑医院」は、55年、中国政府が作った最初の大規模な中医学の総合病院です。8万平方メートル（東京ドームの1・7倍）の広い敷地の中に、老人専門の医療を研究する老年医学研究所や老人科という専門外来があります。

老人科には高血圧・糖尿病・骨粗しょう症・うつ病・パーキンソン病・心臓病・不眠・頭痛・直腸がん・肺がん・脳梗塞・脳萎縮・肺炎・下痢などの老人に多い病気の外来があります。

私は2012年の夏、清の時代のカルテの研究のために、西苑医院を訪れました。外来で研修したのは、骨粗しょう症科でした。高齢の骨粗しょう症の母親を連れてくる娘さんたちに、医師が必ず言っていたことが印象的でした。

「お母さんは、これ以上病状が進まないようにすることと、痛みが出ないように治療するしかないけれど、あなたはこの人の娘なんだから、同じ病気になりやすいんですよ。今から予防しておかないと間に合わないから、毎日、これを朝ごはんに食べるようにしてください。食養生です」

医師はそう言って、骨粗しょう症を予防する薬膳ドリンクのレシピを渡していました。

医療に関わる人が、このようにふだんの食事についても当たり前のこととして指導する環境は、予防が大切な病気においてはとくに必要なことだと感じました。

もとは権力者のためだった「抗衰老」の医学

もともと、中国で抗衰老の医学が発達したのは、権力者のためでした。秦の始皇帝は配下の徐福に「不老不死の仙薬」を探させるために、あちこちに使者を送り出しています。

この不老不死にかける執念たるや相当のものです。

不老不死を追い求める傾向はすでに、始皇帝以前からありました。春秋戦国時代の前後には、神仙思想が流行し、老化を防ぐために、鉱物を摂取することが薦められました。すなわち、金や銀、さらには水銀を服用するのです。鉱物を日々体に入れることで鉱物のごとく変化しない、不老不死の体になると信じられたのでした。

とくに水銀は「丹薬」（不老不死の霊薬）としてもてはやされました。これによって多くの貴族が水銀中毒で亡くなっています（秦の始皇帝も水銀中毒で亡くなったという説があります）。

鉱物の副作用が文献に残っていますが、それはそれは恐ろしいものです。

「石硫黄を服用すると体が発熱し、腰膝に痛みを生じる。紫石英を食べると腹がまず張り、後に発熱する。赤石脂を服用すれば口が開かなくなり、発熱し目が血走る、そして朱砂（水銀）は食べれば頸にできものができ、死亡する」

抗衰老の医学の初期の時代は、このような迷信的な考え方にもとづいた処方が行われ、多くの犠牲者を出しました。

「鉱物を食べるという、人間の体が必要とするその数百倍のミネラルを一度にとり入れることが体内の均衡を乱し、中毒を引き起こすという事実によって、多くの犠牲を伴う激烈な失敗を中国医学は経験している。そのことが現代の中国医学の抗衰老の研究につながっている」（岳美中・李春生）

このような、壮大な負の人体実験を通して、抗衰老の医学は少しずつ発展してきました。

現在の中国医学では、「無毒な動植物を長く服用することによって、老化によるさまざまな症状を改善できる」と考えます。

これは、世界的なベストセラー本草書『本草綱目』の作者である明の本草学者、李時珍が提唱したものです（本草とは中国医学における薬草のことで、植物だけでなく、動物や鉱物を含むこともあります）。

彼の説は、老化を遅らせる動植物には、体に足りないエネルギーや栄養を補う働きがある。そして、味や効能が優しくて食べやすい、たとえば、黒ゴマ、はちみつなどを食べ続けることで、副作用なく体の老化を防ぐことができるというものです。

最初から「おいしくて、体にいいもので、長寿と健康を実現する」という考え方でやってきたわけではなく、さまざまな紆余曲折と試行錯誤を経て、今の「抗衰老」の医学が形成されてきたのです。

中国人の知人からお歳暮にもらったのは「鹿の骨」

中国では、養生という考え方が盛んです。病にならないよう、ふだんから予防を心がけるライフスタイルが大切であると説きます。

日本では季節の行事食というと、「縁起をかつぐ」ものが中心です。たとえば「立春」。日本では、節分の日に「鬼（邪気）」を払う儀式として豆をまき、鬼を寄せ付けない臭気を発する鰯《いわし》をひいらぎと一緒に飾ります。

しかし、同じ立春でも中国は違います。

「五辛（韮〈ニラ〉、薤〈ラッキョウ〉、蒜〈ニンニク〉、芸薹〈アブラナまたはカラシナ〉、胡荽〈コリアンダー〉の5種）」と呼ばれる、辛くて抗菌効果の高い食材を、小麦粉で焼いた皮に包んで食べます。立春に食べるから、「春巻」です。

目的は邪気払いだけでなく、冬の間、体に溜めていた気エネルギーをめぐらして、春先に起きやすいインフルエンザなどの感染症を防ぎ、自律神経のバランスを整えること。同じ食べるなら、おいしくて縁起がよく、さらに体を整える効果があるものをと、非常に実利的なのです（この五辛は、食べると精がつき情欲が湧くからという理由で、仏教では戒律で食べることを禁じていました）。

ある中国人の友人のお母さんから、お歳暮をいただいたことがあります。「阪口さん、いつも娘がお世話になってありがとう。これ、よかったら使ってくださいね」と流暢な日本語で手渡された布張りの箱。開けてみれば中は鹿の角でした。

私たちが昆布やカツオ節などの縁起物を贈り合うのと同じ感覚で、中国では、体を整える食材や漢方薬を「敬意」と「感謝」の表現として贈り合うのです。

ちなみに鹿の角は腎精をチャージする最強の漢方薬。老化を防ぎ、体と脳の若々しさを保つ薬酒の材料になります。私にはまだリッチすぎる漢方薬なので、大事にしまってあります。

このような文化が定着している中国では、権力を持つ人たちの治療や老化予防、優秀な世継ぎを残すためにも、食養生が熱心に研究されました。

清の時代のカルテなどを見ると、「延命（長生き）」や「回春（若返る）」などを名前に冠した漢方薬の処方が多くありますし、残されている「日用品リスト」のなかにも、毎日食べるものとして、ナッツ類やドライフルーツ、高麗人参《こうらい》など、薬膳食材がずらりと並んでいます。

たとえば、西太后《せいたいこう》。彼女は、ストレスから目が充血したり痛んだりすることがあったようで、カルテには、侍医が目に栄養を与えるクコの実と、充血を抑える菊の花の入った飲み物を出したと書いてあります。この2種類は、加齢からくる目のさまざまな疾患を治療し、予防する漢方「杞菊地黄丸《こぎくじおうがん》」の一部になっている食材です。

このような食文化は、庶民にも浸透しています。

医療が整っていない時代、庶民も当たり前のように、食材や身近な漢方薬を使って健康を守るということを、できる範囲でやってきました。

今でも香港などでは、各家庭に、おふくろの味とも言うべき薬膳スープがあり、作れない人のためには、薬膳スープのファストフード店もあります。

薬食同源、医食同源という考え方

このように食事に薬のような働きを求めることは、日本人にとっては不思議な感覚かもしれません。

「薬食同源」「医食同源」という言葉があります。これは、自然界に源を持つという意味では、食材と薬は区別がないという意味です。ですので、食材にも積極的に薬効を期待して使っていきます。

1世紀ごろに書かれたと伝えられる中国最古の本草書『神農本草経《しんのうほんぞうきょう》』には、365種の薬物(植物、動物、鉱物)が収録され、効能と副作用の強弱によって、次のように分類されています。

・上品《じょうほん》——作用が穏やか。長期服用しても害がなく、命を養う養生薬。体を軽くし、抵抗力や治癒力を高めるために使用する。
・中品《ちゅうほん》——上品よりも作用が強く、毒性があるものもある。病を癒し、虚弱な体質を増強するために使用する。
・下品《げほん》——病を治す薬で、発熱や体の痛みなどを取り除く薬効が強いが、毒性も強い。長期服用はせず、健康なときには使用しない。

食材には、効果があってなおかつ副作用のないもの、つまり「上品」を使わなければなりません。食は毎日のこと。どんなに効果が高くても、副作用が強ければ、日々の食事にとり入れるのは難しいものです。

唐代の名医の一人、孫思邈《そんしばく》の著書『千金方《せんきんぼう》』の言葉を引用しましょう。自身も健康で、数えで102歳の長寿を全うしたと言われる中医師です。

「食べ物は病邪を排除して臓腑を安んじ、気分を楽しくして、気持ちを引き立たせ、血と気に栄養を補給することができる。食べ物で病を治し、憂いを癒して、気晴らしをさせることができれば、優れた医師と言うべきである。飲食の合理的な摂取によって病邪を取り除いて、長生きさせる方法こそ、極めつきの養生術である。医療を行うものは、まず病源を突き止め、病んでいるところを明らかにし、食べ物で治すべきで、食べ物で治すことができなかったら、はじめて薬を使うべきである」

薬膳とは「薬が入った食事」ではない

中国医学ではすべての食材に薬効があると考えます。

たとえば肉にもそれぞれ薬効があります。体にエネルギーを与えて温める鶏肉、体に潤いを与える豚肉、筋骨を強くする赤身の牛肉、寒さを防ぎ血行を改善する羊肉、といったふうです。

また、組み合わせも大切です。

韓国料理の滋養強壮スープに、有名なサムゲタンがあります。

これは、エネルギーをチャージする食材や漢方薬をまとめて使っている、一種のサプリメントスープです。中に入る具材の骨つき鶏肉、もち米、栗、ナツメはすべて、体を温め、気のエネルギーをチャージする食材。そして、使われる漢方薬は、黄耆《おうぎ》、高麗人参と、エネルギーチャージの効果がありながら、味もおいしく、一般の人が食べても副作用が非常に少ないものが使われます。

薬膳というと、「おばあちゃんの知恵袋」的な、経験と勘でブレンドされたものをイメージするかもしれません。しかし実際には、陰陽論、気血水論という中国医学の理論体系に忠実に配合された「合理的な」処方が多く見られます。

また日本で「薬膳」というと、「薬が入った食事」というイメージをお持ちの人もいるかもしれません。しかし、そうではなく、これまでお話ししてきたように、「食に薬の効果を期待して作る、食べる」のが「薬膳」の考え方なのです。

スーパーで売っている食材を、目的によって組み合わせることでも、健康効果の高い薬膳を作ることはできます。逆に、ありふれた食材であっても、体の状態や体質、季節、病気の種類によっては、食べないほうがよい食材や組み合わせもあるということになります。

中国医学では、万人によい食べ物も飲み物も存在しません。

よく勧められる「1日2リットルの水」も、水が溜まりやすく、排出できない体質であれば、続けることでかえって健康を損ないかねません。ショウガも一時期大ブームになりましたが、ショウガのように辛くて温める性質の強いものは、とりすぎるとほてりと乾燥を生むので、これも合わない体質があります。

年齢による向き不向きもあります。

子どもは、胃腸の働きが未発達なので、子どもの病には、お腹の状態を整えるものを基本にします。

20代、30代の女性であれば、仕事や生活習慣上の理由で血が不足しやすいので、血を与える食材を増やします。

40代以上は、老化によってさまざまな症状が出始めるので、抗衰老＝腎精をチャージする食材を積極的にとるなどです。

中国医学では「食材」と「薬」をはっきり分けない

この本を読み進めていかれると、「これはいったい薬？　それとも食材？」と疑問に思われるものが、いろいろ登場するかと思います。

先述した「薬食同源」の言葉にあるように、中国医学では、食材と薬の境界線があまりはっきりしていません。

実際、食材としても漢方としても使われるものが多くあります。ショウガやネギは食材としても漢方薬としても使われます。日本人になじみの「緑茶」は、「細茶《さいちゃ》」という生薬名で、漢方薬に配合されます。体の上部の熱を取り去り、頭痛などに有効です。

つまり、自然界の動植物にはすべて、人間の体に何らかの作用を及ぼす働きがあり、それを効能の強弱、副作用の有無で、薬と食材に分類します。

そして、季節、体質、環境などによって、ふさわしい組み合わせで、薬膳として利用したり、漢方として、服用したりします。

これが、先に紹介した『神農本草経』以来の、一貫した考え方なのです。

薬膳は日々食べるものなので、薬効が高くても、副作用のあるものや味がおいしくないものは日常的に使うことができません。

そこで、この本では、抗衰老効果がありつつも、副作用の心配がなく、味もおいしい食材を中心にご紹介しています。

また、薬膳以外に、40代以上の方に多い悩みに対応できる、副作用の少ない、長期に服用で

図1　自然界の薬効のある動植物

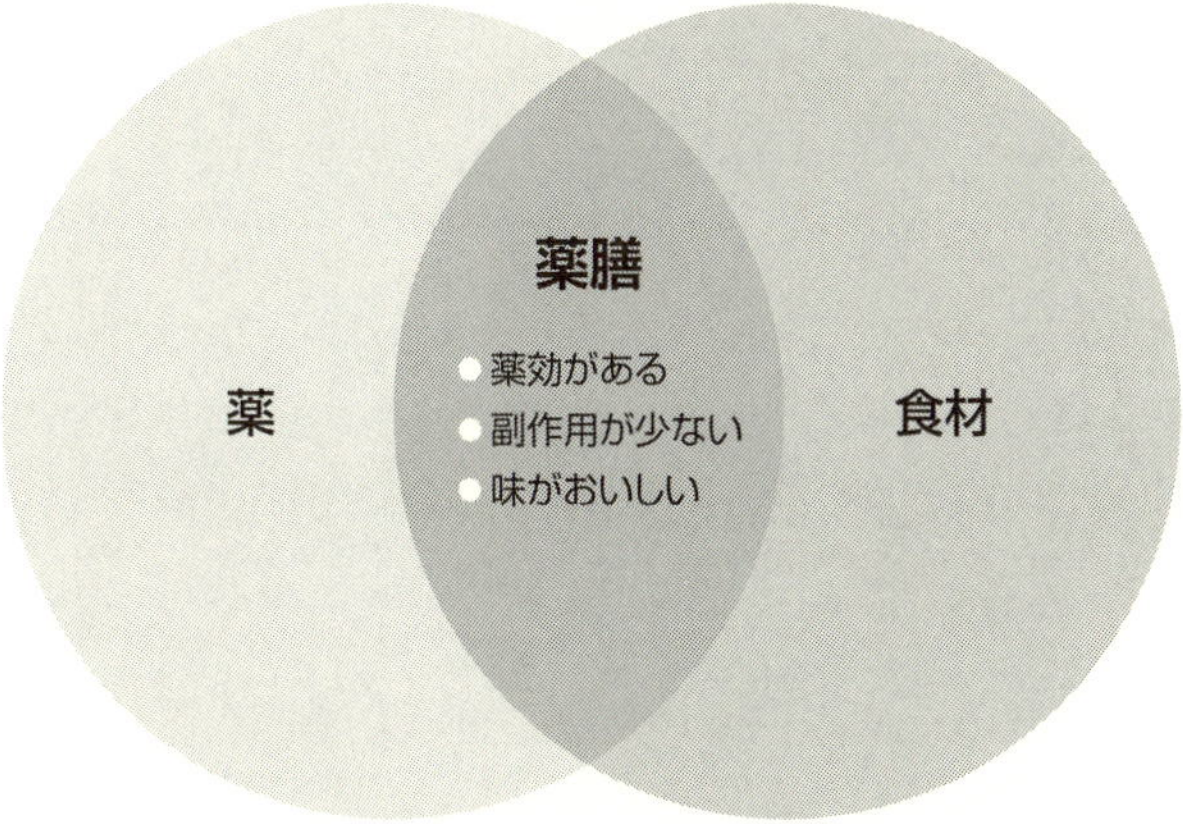

きる漢方薬も紹介していきます。

これらの漢方薬は、漢方薬店やドラッグストアでOTC医薬品（以前は大衆薬・市販薬と呼ばれていた、一般用医薬品）として販売されています。副作用の少ないものは食品として販売されているものもあります。

店頭で相談していただくと、より体に合ったものを選んでもらえるでしょう。

第2章

老ける・老けないは腎の力で決まる

肝、心、脾、肺、腎——五臓

五臓という言葉を聞かれたことがあるでしょうか。肝《かん》・心《しん》・脾《ひ》・肺《はい》・腎《じん》の5つです。「五臓」は、それを通して、エネルギー（気）、栄養（血）、体液（水）、エネルギーのエッセンス（精）を作り出す活動を行うものです。

また「五臓」は、臓器そのものだけでなく、臓器の働きも含んでいます。西洋医学でいう臓器と同じ名称を使いますが、意味や働きは少し異なるものと考えてください。

全身にエネルギーをめぐらせる肝の働き

たとえば「肝」。体全体にエネルギーをめぐらせる働きと、使わない血をダムのように貯蔵するという働きを持ちます。

そのため、肝の働きが低下すると、全身のエネルギーの流れが滞り、肩こり、頭痛、胃の違和感や痛み、便秘など、気が詰まった症状が出ます。

また、血を貯蔵する力が弱ると、めまい、貧血、立ちくらみ、肌や髪のかさつきなどが起きます。

中国医学では、各臓器に、担当する特有の感情があると考えます。中国医学では、現代医学ほど脳を重視しません。そのかわり、喜怒哀楽の感情のひとつひとつが臓器につながっていて、ある特定の臓器の調子が崩れると、ある特定の感情が出やすいと考えます。

肝は「怒り」を担当し、さらにストレスを受け止める役目も担います。そのため、ストレスが許容量を超えると、肝がオーバーヒートして怒りの感情が暴発しやすくなり、イライラ感が高まります。

このようなとき、西洋医学では心療内科などでカウンセリングを受け、心のケアを行いますが、中国医学では、肝に効果のある食材や漢方を使うことで、治療しようとします。

つまり「心（こころ）」の問題を「身（からだ）」の問題として捉えることで、扱いやすくしているわけです。中国医学が心身一如と言われるゆえんはここにあります。

さらに各臓器の働きが良好かどうかを見分けるための、「臓器の窓」とも言うべき部分があります。

肝にとっては目がそれにあたります。肝の働きの低下や亢進《こうしん》は目に現れます。眼の奥の痛みや充血は肝のエネルギーのめぐりの悪化によって、視力低下や老化による眼病（白内障、黄斑《おうはん》の変性）などは肝の血を貯蔵する力の不足によって起こります。そのため、眼の症状を訴える

図2　五臓と感情・体の部分のつながり

五臓	肝	心	脾	肺	腎
	●エネルギーをめぐらせる ●血を溜める	●血をめぐらせる ●精神活動のコントロール	●固形物と水の消化と運搬	●呼吸をコントロール ●体表を守る	●生命エネルギーのバッテリー電池 ●水分代謝をコントロール
感情	怒り	喜び	思う	悲しみ	恐れ・驚き
五官	目	舌	口	鼻	耳
体の構成	筋	血脈	肌肉	皮毛	骨・歯
体の部分	爪	面	唇	毛	髪

患者に対して、中医師は肝の働きを整える漢方薬を選びます。

先に西太后の眼病に処方されたお茶の話をしました。そこに配合されていた菊花には肝のエネルギーのめぐりを整える働きが、クコには肝の血を補う働きがあります。

これらの働きを一覧にしたものが、図2です。

心、脾、肺の働き

他の臓器についても説明しましょう。

「心」。血を送り出すポンプの役目を担います。動悸、息切れ、血行不良などは、心の不調とみなします。

心は、精神活動をコントロールする働きもあります。不眠、多夢、不安感などの神経症状も心のアンバランスとみなします。

「脾」は、固形物と水分の消化・運搬を担当します。ここで取り出した気のエネルギー、血の栄養、津液《しんえき》と呼ばれる水分は、全身に送られて生命活動の源となるため、非常に重要な臓器です。

よいエネルギーや栄養が作られず、水が運ばれないと、全身に影響が及びます。疲れやすい、だるい、やる気が出ない、消化不良、食後に眠くなる、体がむくむなどです。

脾が受け持つ感情は「思う」です。脾の働きが低下し、気が作れなくなると、妄想が激しくなり、くよくよとありもしないことを思い悩んだり、うつっぽくなったりします。

中国医学では、体のエネルギーと心のエネルギーを同様に扱うので、脾の働きを高めて、エネルギーをチャージすることで、心のエネルギーも補うことができます。

「肺」は健やかな呼吸を担います。肺の働きが低下すると呼吸が浅くなるほか、咳、痰、鼻水、喘息《ぜんそく》など、のどや鼻の病気などが出ます。

また体表や粘膜の表面は肺とつながっており、肺から作られるエネルギーでできたバリア状のものが表面を覆って守っています。そのため、肺の力が不足するとバリア機能が低下し、風邪をひきやすい、ウィルス（ノロ、ヘルペス）や細菌などに感染しやすい、花粉症などのアレルギーが起きやすいといった症状が現れます。

花粉症は全身の機能の乱れに関係していますが、体表のバリア機能を高める食材や漢方薬を使うことで、体質が改善されます。

私の生徒さんでも、バリア機能を高める黄耆、ナツメなどをお茶として、花粉症シーズンの前から服用していると、発症が抑えられたり、軽くなったりという方が、けっこういらっしゃいます。

「腎」は生命エネルギーのバッテリー電池

五臓はすべて大切な臓器ですが、中国医学の理論の中で、とくに老化と関係の深い臓器があります。それは「腎」です。

「腎」とは何でしょうか?

中国医学の「腎」は、西洋医学の腎臓とはかなり違っています。

西洋医学では、腎臓は、血液を濾過《ろか》して老廃物や塩分を尿として体の外へ追い出し、体に必要なものは再吸収して体内に留める働きをしています。また、体液量の調節なども行っています。

中国医学では、このような水の代謝に関わる働きのほかに、独特の重要な役割があります。

それは、先天的なエネルギーを蓄えている臓器ということです。いわば生命エネルギーのバッテリー電池というところでしょう。

腎は「先天の本」と言われます（対して脾は「後天の本」と言われます。それについては後述します）。

人間は腎という臓器に先天的なエネルギーを持って生まれ、そのエネルギーを日々使いながら生き、成長、成熟、老化のプロセスを経て、腎のエネルギーがゼロになったときに死が訪れます。

腎に蓄えられているエネルギー、エッセンスのことを「腎精」と呼びます。

腎精は、食事や生活の不摂生によって消耗しますし、加齢によっても減っていきます。腎精の量は、生まれながらの腎の強さによる個人差がありますが、それ以上に、食事や生活の摂生により、目減りしていく腎精をチャージしていけるかどうかが、体を若々しく保つ決め手になります。

「腎精」という言葉は耳慣れなくても、「精がつく」という言葉は聞いたことがあるのではないでしょうか。

「精がつく食べ物というと、何を思いつきますか」といろいろな人に聞いてみたところ、こんな答えが返ってきました。

すっぽん、山芋、うなぎ、牡蠣《かき》……等々。

これらはどれも、中国医学で腎精をチャージすると言われている食材です。

第1章でもお話ししたように、かつて日本の医学と言えば、中国医学でした。「精がつく」という言い方は、もともと中国医学の用語である「腎精がつく」が短くなったもの。ですので、現在私たちが、「精がつく食材」と言っているものは、「腎精」をチャージするものがほとんどなのです。

そう思うと、「腎精」もぐっと身近にイメージできるのではないでしょうか。

人生のステージは腎のリズムで決まる

腎精の考え方は、2000年前には書かれていたと言われる中国医学の古典『黄帝内経《こうていだいけい》』にすでに記載があります。

［男性］
丈夫八歳にて、腎気充実し、髪のびて歯生え替わる。
二八、腎気盛んにて天癸《てんき》に至る。精気溢れ出て、陰陽和し、故に子をつくる能有す。
三八、腎気平均して、筋骨が勁強し、故に真牙（親知らず）が生え成長極まる。

四八、筋骨あつく、肌肉満ちて充実す。
五八、腎気衰えて、髪墜ち歯枯れる。
六八、陽気竭きて衰え上に於いて、顔やつれ、髪鬢まだらになる。
七八、肝気衰えて、筋の動き不能して天癸竭き、精少なくして、腎蔵衰え、体の形皆極まる。
八八、則ち歯も髪もぬけ去る。腎という者は水を主り、五臓六腑が受ける精を蔵し、故に五臓盛んは能が溢れ、今五臓が皆衰えしは、筋骨解けて堕ち、天癸つきるとなる。故に髪鬢白く、身体重く、歩行が不正になりて、子をつくること無くす。

現代語に訳すと大意は次のようになります。『黄帝内経』では、男性は8の倍数の年齢が節目になり、体に変化が起こると考えられています。

0歳 親から先天的なエネルギー「腎精」を授かる。
8歳 腎気が充実し、髪が伸び、歯が生え替わる。
16歳 腎気が盛んになり、精通を迎え、子を作れるようになる。
24歳 筋骨がたくましくなり、親知らずが生える。

32歳　筋骨が壮健になり、体が最も充実する。
40歳　腎気が衰え始め、髪が抜けたり歯がもろくなったりする。
48歳　エネルギーが落ち始め、顔がやつれ、白髪が増える。
56歳　イライラややる気が出ないなどの精神症状が出る。筋肉の働きが落ち、性欲の減退を感じる。
64歳　歯が抜け、髪が抜ける。筋骨が弱くなり、体が重く、生殖能力がなくなる。

［女性］
七歳、腎気盛にて歯生え替わり髪のびる。
二七、天癸に至りて、任脈が通り、太衝脈が盛んにし、月の事に以って時に下し故に子有りせる。
三七、腎気平均し、故に真牙が生え成長極まる。
四七、筋骨堅く、髪長く極まりて、身體（＝体）盛んにして充実す。
五七、陽明脈衰えて、顔やつれ始め、髪堕ち始める。
六七、三陽の脈衰えて上に於いて、顔皆やつれ、白髪が始まる。
七七、任脈虚して、太衝脈衰えて少なくし、天癸つきて、地（血／形質）の道通わずして、故に形壊れて子うめ無くす也。

現代語に訳すと大意は次のようになります。女性は7の倍数の年齢が節目になります。

0歳 親から先天的な生命エネルギー「腎精」を授かる。
7歳 エネルギーが活発化し、髪が長くなり歯が生え替わる。
14歳 月経が始まり出産が可能になる。
21歳 エネルギーが満ち、親知らずが生え、体格が頂点に達する。
28歳 筋肉が引き締まり、髪は最もゆたかになる。
35歳 顔がやつれ、白髪が出たり、毛が抜け始める。
42歳 顔面が憔悴《しょうすい》し、白髪が増える。
49歳 腎精が衰え、月経が止まる。

2000年前に書かれた医学書が、現代人の役に立つの?と不思議に思われるかもしれません。しかし、この黄帝内経の理論は、今でも中国医学の臨床の現場で使われ続けています。

たとえば、ここに書かれている「天癸」。腎精から作られる性ホルモンのようなもので、次のように解釈されています。

◇「天癸」は、青年期になると産生が始まる。性器を発育させ生殖能力を高め、男子の精通に関与し、女子の月経を開始させる。更年期になると、天癸が消失し生殖能力が弱まり、月経は止まり性器は萎縮を始める。
◇男性は16歳、女性は14歳で、性ホルモンの分泌が盛んになり、子供を作ることができるようになる。
◇男性は32歳、女性は28歳がピーク。
◇女性の閉経は7×7の49歳とされる。

現代ではどうでしょうか。現代でも、性ホルモンについての医学的な認識は、これとほぼ同じなのです。

医学が発達し平均寿命も延びた今、閉経の年齢は、もっと後ろ倒しになっているように思えますが、現代の日本人女性の平均閉経年齢は50歳。ほとんど変わりません。

もちろん、現代人ゆえの病や不調はあるとはいえ、生物としての人間の体は、2000年前とそんなに変わらないのです。だからこそ、中国医学の考え方は現代人にも大いに役立つと言えるでしょう。

腎精が盛んになることで、体が成長し、成熟する。腎精が衰えることで、老化する。こうしてみると、人生の各ステージの変化を決めているのは「腎」のリズムとも言えます。

とくに『黄帝内経』に書かれた節目の年齢には、現代でも体調の変化を感じる人が多いようです。

生徒さんのカウンセリングをしていると、男性だと40歳、48歳、56歳前後、女性だと35歳前後、42歳前後に、大きな病気を経験したり、体調の変化を訴える方が多くいらっしゃいます。白髪が増えた、疲れやすくなった、眠れないという不定愁訴から、がんやうつなど生活に支障をきたすものまで、症状はさまざまです。

腎精を長持ちさせて老化を遅らせる

『黄帝内経』が書かれた時代と現代との大きな違いは、平均寿命です。

『黄帝内経』には、男性で八八（64歳）、女性で七七（49歳）以降の記載がありません。

私見ですが、今ほど長寿ではなかった昔は、この後の体のケアについて書く必要があるほど、多くの人がそこまで生きることはなかったのではないでしょうか。または、それ以降はもう現役ではない、プラスアルファの人生と見なされていたため、元気に生き続けることを期待されれ

図3　腎精チャージで老化を遅らせる

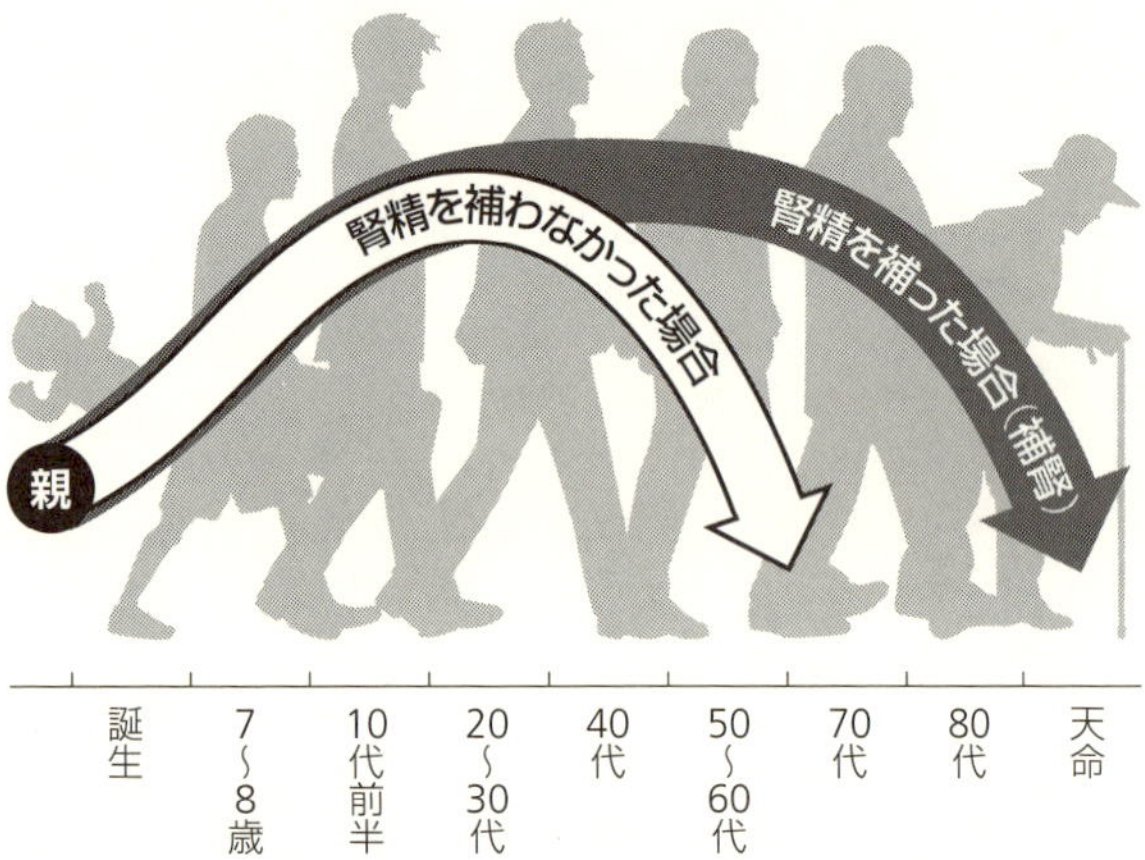

ていなかったのかもしれません。

何もしなければ、人間の生命エネルギーは男性で32歳頃、女性で28歳頃をピークにして下降し、とくに男性64歳、女性49歳以降は、急速に老化が進みます。しかし平均寿命が伸びた現代は、64歳も49歳も、まだ人生後半の入り口です。

ですから、腎精を補う食習慣を身につけることで、このカーブをゆるやかにして遠くまで届かせ、できるだけ腎精を長持ちさせる必要があります（図3）。

腎の働きチェックシート

腎精が少なくなった状態を、中国医学では「腎虚《じんきょ》」と呼びます。

次のチェックシートを使って、あなたの腎虚の進み方をチェックしてみましょう。

□ 疲れがとれにくい。
□ 意欲が低下気味。
□ 髪のボリュームが減る。白髪が増える。
□ 歯を磨いているのに歯周病になる。
□ 皮膚が乾燥する。
□ 腰痛・膝痛が出る。
□ 体の冷えを感じるときがある（男性）。
□ 上半身はのぼせ、下半身が冷える（女性）。
□ 朝立ちがなくなった（男性）。
□ 落ち込みやすい（女性）。
□ 夜間トイレに2回以上行く（男性）。
□ お腹周りの肉が急に増えた（女性）。

3つ以上当てはまる人は、「腎虚」すなわち腎の力が低下気味です。

図4　季節と五臓六腑の関わり

季節	春	夏	長夏（夏のおわり）	秋	冬
影響を受ける臓器	肝・胆	心・小腸	脾・胃	肺・大腸	腎・膀胱
感情	怒り	喜び	思う	悲しみ	恐れ・驚き
五官	目	舌	口	鼻	耳
体の構成	筋	血脈	肌肉	皮毛	骨・歯
体の部分	爪	面	唇	毛	髪

五臓と体の細部はすべてつながっている

なぜ、腎精が減ると、全身にいろいろな症状が出るのでしょうか。

中国医学では、臓器と体の各部位や心の状態はすべてつながっていると考えます。また季節によって、影響を受けやすい臓器（五臓六腑）があります。六腑とは大腸、小腸、胆、胃、三《さん》焦《しょう》、膀胱《ぼうこう》のことです。先述の図2に季節との関係を加えたものが図4です。

たとえば、春には「肝」がコントロールを失いやすくなります。肝には目や爪などの部位がつながっています。

西洋医学では、血液などの検査数値を目安として、臓器の状態を診断します。これに対して中国医学では、患者の体の細部の様子や、患者の主観的な訴えから、臓器の状態を判断します。

そこで、目の充血や爪の変形や割れがあったりすると肝の働きが低下している、または亢進しすぎていると判断して、漢方薬や薬膳を処方するわけです。

ここで大事なのは、体の外側と内側がつながっていて、外に向かうほど部位がミクロになっているということです。つまり季節や温度など外界の変化にさらされる細部が、体全体の状態を表しているということになります。

足裏マッサージでは、親指あたりを頭、土踏まずのあたりを消化器、そして、かかとのあたりを生殖器に見立てます。コリのある場所によって、「どの臓器が弱っている」などと言われたことがある人もいるのではないでしょうか。

これは、中国医学の「細部は、全体を表す」という理論を応用したものです。

ちなみに、腎が弱っている場合は、かかとのあたりが腎にあたるので、そこを揉《も》んだり、灸《きゅう》をおいたりします。

腎の衰えはまず性欲、やる気に現れる

では、腎の働きをさらに詳しく見ていきましょう。

まずは性腺と腎の関係です。

腎精の目減りがもっとも大きく影響するのは、男性であれば前立腺や性欲、女性であれば子

宮や卵巣など、性腺に関係するところです。

先ほどもお話ししたように、腎の働きには生殖器の働きも含まれるからです。

市販の精力剤には、「絶倫」などと名前がついて、いかにもあやしげなものがあります。中身を見ると、タツノオトシゴや鹿の角、オットセイのペニスなど、動物性のものの中心です。実はこれらはいずれも、「腎」に効果があるとされているものです。

使い方としては決して間違いではなく、しかも男性だけでなく、女性の子宮や卵巣の働きを高めるのにも有効です。

もちろん、このような精力剤が、腎に効く材料をどの程度の濃度で使っているかは定かではありませんが……。


男性の場合、腎の衰えは、性欲の低下、やる気が出ないなどの症状として現れることがあります。

とくに朝立ちが減った、性欲が湧かないなどの症状は、男性にとっては精神的にダメージが大きく、気力を失わせる原因にもなります。

精子の量や活動率などは、漢方薬や薬膳で改善することが知られています。

私の生徒さんで不妊治療をされている方のご主人は、若いのですが精子の活動率が低いという診断が出ました。そこで、腎精を補う漢方薬と食事を組み合わせてもらった結果、数カ月後には、数値が改善していたということがありました。

男性の場合、社会的なストレスにさらされている分、「肝」の影響も大きいので、肝の働きを整えて、自律神経のバランスをとる食材も有効です。

女性では、不妊治療を受けている生徒さんには、腎精をチャージする食材である山芋と牡蠣を続けて食べていただくことをアドバイスしています。その結果、体外受精のための採卵の成績がよくなった方がいらっしゃいました。

また中国医学では、女性の毎月の月経は健康や若さのバロメーターであり、閉経が早い人ほど、老化が早いと考えます。

これについては、科学的なデータもあります。米カリフォルニア大学ロサンゼルス校のスティーブ・ホルバート教授らのチームが『米科学アカデミー紀要』（2016年7月25日号）に発表した研究によると、閉経年齢の早い人ほど生物学的年齢が高く、閉経をきっかけに老化が加速し、それまでより老化速度が6％早くなるそうです。

中国医学では、正常な月経とは以下のような状態をさします。

□ 月経は毎月、一定の周期で来る。
□ 痛みがない。
□ 3日間〜1週間程度の長さがあり、そのうち1日は量が多い日がある。
□ 血の塊がない。

40代以降の女性は、1日でも月経量が多い日があることが大切です。なぜなら、老化によって腎精が減ってくると、子宮や卵巣の力が弱まり、月経を起こせなくなったり、あっても経血を作ることができなくなったりするためです。

毎月病院へ行って、ホルモンの状態などを確認することができなくても、このようないくつかの項目をチェックするだけでも、子宮と卵巣の老化度を確認することができます。

尿の切れが悪くなるのも腎の衰え

次に泌尿器と腎の関係を見てみましょう。

年をとると男女ともに、尿の切れが悪くなる、尿漏れ、夜中に何度もトイレに行くなどの症状が増えます。

人間の体は、「重力に逆らう」ことを一生続けています。臓器は、重力に従えば下に落ちてくるはずのところ、一定の場所にとどまって機能を保っています。また尿ができたとたん、尿管から排出されるのではなく、膀胱である程度の量まで溜めることができるのは、臓器のエネルギーによって支えられているからです。

腎は他の臓器と共同で、臓器や体液が下がったり、必要以上に漏れ出したりしないようにコントロールしています。

これを腎の「封蔵《ふうぞう》作用」と言います。「蓋をして（封）、しまっておく（蔵）」という意味です。

しかし、年齢とともに腎のエネルギーが落ちてくると、溜めておく力が弱くなったり、シールの粘着力が弱くなるように、中のものが出てきてしまったり、漏れてしまったりします。尿漏れしたり、尿の切れが悪くなる、夜中のトイレの回数が増えたりするのは、そのためと考えられます。

先日、カウンセリングをしたある方は、

「トイレに行って、横で若い男性が排尿するのを見ていると、尿が勢いがよくて飛び散る上に、さっさと終わらせて出て行くんですよね。僕は時間がかかる上、尿が切れなくて、なんだかがっかりします」

とおっしゃっていました。

これは、全身の気のエネルギーの働きである「推動力《すいどうりょく》」が低下しているためです。腎の働きが落ちることで、推動力も弱まり、尿に勢いがなくなるのです。

このような人には、腎の封蔵作用と推動力を高める食材がおすすめです。

封蔵効果が高いのは、ナッツや種子などの食材、たとえばクルミ、松の実、黒ゴマ、蓮《はす》の実、栗などです。

また銀杏《ぎんなん》は引き締め効果が高いので、夜の頻尿を抑えるために使います。

保険治療の対象になっている漢方薬に「八味地黄丸《はちみじおうがん》」があります。これは、腎を温めて腎の気を増やし、このような症状の改善に役立ちます。

腎が弱ると耳が聞こえにくくなる

腎の老化は耳にも影響します。

年をとると耳が聞こえにくくなるのは、腎精の不足によるものです。

遺伝的に耳が遠くなる家系の方は、人よりも早く耳が聞こえなくなりやすいので、耳鳴り（とくに、セミが鳴くような音がずっと聞こえる）などが出てきた場合は、早めにケアしておくとよいようです。

また、若い方の突発性難聴などは、怒りの感情の抑圧から来るものがあり、これは肝と関わりがあります。感情の抑圧や、聞きたくないことを常に聞かされる、ストレスが常にかかるなどの原因によって起こります。

歌手の浜崎あゆみさんやKinKi Kidsの堂本剛さんも、突発性難聴になったことを公表して話題になりました。

こういった突発性難聴が、すべてストレスによるものかはわかりません。ただ、原因が何であれ、耳が聞こえにくい、雑音がまじるなどの症状は、慢性化しやすく、将来、聴力を失うことにもつながるので、そのうち治ると放っておくのは禁物です。

食材や漢方薬にも、ストレスを軽減し、耳の症状の改善や予防に効果のあるものがあります。

腎が弱ると骨も歯ももろくなる

中国医学の理論では、5つの臓器が分担している体の各階層があります(図2参照)。

「肺」は体の一番表に近い部分を管轄しています。皮毛《ひもう》といって、体表部分、皮膚と体毛を含みます。外からの影響を受けやすく、外邪《がいじゃ》(病原菌・ウィルス)の侵入から体を守っています。

そのため、肺の力が下がると、風邪を引きやすい、感染しやすいなど症状が現れます。

「脾」(消化管)は、肌肉《きにく》を管轄しています。これは、毛が生えている皮膚より一段下の肉付キノコとです。脾の力が低下すると、傷ができてもなかなかくっつかない、肉にしまりがなくたるんで、ほうれい線ができるなどといったことが起きます。

「心」は血脈《けつみゃく》を管轄します。「心」は全身に血液を送り出しているので、心にトラブルがあれば、血管の病気が出ます。

「肝」は筋をコントロールしています。肝は血を溜める働きと、全身に気をめぐらせるという働きを担っています。肝の血が不足しても、肝のエネルギーの流れが悪くなっても、筋肉に関わる症状が出ます。こむら返り、筋肉がやせる、筋肉やまぶたがぴくぴくする、筋がつる、筋が張る、ぎしぎしして動かしにくい、などです。

そして、もっとも奥の階層を管轄しているのが「腎」です。

腎は骨をつかさどるため、腎が弱くなると、骨や歯がもろくなります。

老化には、いくつかの段階があります。60代ぐらいまでは、肌のシワ、白髪、疲れやすい、性欲がなくなる、やる気が出ないといった症状として現れるのが、後期高齢者になると、「膝が痛い、腰が痛い、だるい、転びやすい」というものに変わってきます。

日本人の平均寿命は世界第2位で、男性80・98歳、女性87・14歳（2016年）ですが、健康寿命は、男性で72・14歳、女性で74・79歳（2016年）。つまりせっかく長生きできても、最後の10年は、自力で生活して、楽しむことができなくなってしまうということです。寝たきりになる4大原因の1つに転倒、骨折があります。足腰が弱くなって転倒しやすく、骨も弱くなっているので、簡単に骨折してしまうことによって、寝たきりになってしまうのです。

「骨を強くしたければ骨を食べる」以類補類の考え方

中国医学には、「強筋骨《きょうきんこつ》」という考え方があります。肝に栄養を与えて、筋を強く、しなやかにし、腎精をチャージすることで、骨を強化するというものです。これは、まさに後期高齢者に必要な考え方です。

ここでおすすめの食材は骨つき肉です。

冒頭でもご紹介したように、私の薬膳の先生の常食の1つが豚足でした。

「老人は、きれいでなくてはいけない」が先生の持論で、「あんな老人になりたいと思ってもらい、尊敬されるためには、見た目がきれいで元気でないといけない。そのために、僕は豚足を食べるんだよ」と言っていました。

彼の豚足の作り方はこんなふうです。

豚足をネギやショウガで何度か茹でこぼし、臭いと脂をとる。水、しょうゆ、黒酢、はちみつなどでやわらかくなるまで煮る。保存しておいて、毎日少しずつ食べる。

酢酸の働きで骨の中のカルシウムが溶け出す上、一回にたくさん作っても長持ちします。

アミノ酸不足になると筋肉もつきにくくなるので、筋を強くするという点でも骨つき肉はおすすめです。

日本人は、沖縄の方以外は、あまり豚足や皮を食べる習慣がないので、鶏手羽先や骨つきの鶏もも肉などを使ってもかまいません。


薬膳には以類補類《いるいほるい》という考え方があります。

「骨を強くしたければ、骨を食べる」

「肌をしっとりさせたければ、皮を食べる」

というものです。

ナンセンスかもしれませんが、美肌のために、女性がコラーゲンを摂取したり、ホルモンバランスを整えて、若々しくいるためにプラセンタ（胎盤）を摂取したりする、というのは、まさに以類補類の考え方です。

中国医学で髪は「血余」、血の余り

髪は中国医学では「血余《けつよ》」と言います。文字どおり、血の余りということです。体の血が足りなくなると、髪に栄養を送ることができなくなるので、髪が細くなる、白くなる、抜けるということが起こります。

中国医学でいう「血」は、西洋医学でいう血液と似通ったもので、臓器や器官に栄養を与える物質です。

「血」は食べたものから、「脾」という消化の働きを経て、「肝」という臓器に、ダムのように常時溜められています。そして、この血は腎精の素にもなっています。

加齢とともに臓器の働きが低下してくると、脾で消化したものから血を作り出す力も、肝で溜めておく力も、先天的なパワーである腎精も衰えてきます。

余るはずの「血」が余らなくなってくると、体のあちこちで、血の不足が目立つようになります。その1つが、「髪の衰え」なのです。

つまり、髪は血や腎精の衰えをはかる、若さのバロメーターなのです。

私の生徒さんで、プライベートのヘアサロンを営んでいる方がいます。彼女は、学んだ薬膳を髪の健康に活かして、お客さまにアドバイスをしています。

プライベートサロンなので、お客さまと一対一。髪の毛につやを与える薬膳食材のお話をすると、お客さまは帰りにスーパーでその食材を買って帰られるそうです。

「次の月にまたカットに来られたときに、髪の毛を触ると、太くなったり、つやが出ていたりしていいてびっくりするんです」と、彼女は話してくれました。

腎が弱ると恐怖感・不安感が強くなる

中国医学では、精神状態がある感情に偏ってしまうのは臓器のアンバランスに起因すると捉えています。

腎に関係のある感情は、恐れ、驚きといったものです。

年齢とともに腎精が不足してくると、恐怖感が強くなったり、些細なことに驚いたり、不安感が強くなるといったことが起きやすくなります。

年をとると、変化を恐れるようになったり、新しいことにチャレンジできなくなったりすると言われますが、これも腎精の不足によるものと考えます。

一人暮らしをしている私の母親は、70歳を超えてから、不安が強くなりました。とくに戸締りにこだわるようになり、警備保障会社と契約しました。それでも、時々、「昨日の夜、外でちょっと物音がして。怖くて眠れないの」などと電話してくるようになりました。腎の力の不足によって、恐怖心や猜疑心《さいぎしん》が強くなるのです。

逆に、恐怖心や不安が、腎に負担をかけ、一気に老化が進むということもあります。

フランス革命で捕らえられたマリー・アントワネットの髪の毛は、一夜で真っ白になったと言われています。恐怖が、腎を傷つけ、それが腎の鏡である髪に現れたものと考えると、まんざらウソではないように思います。

最近では、子どもと同居するために住み慣れない場所に移り住んだ親御さんが、急に認知症が進むという話をよく聞きます。これも、慣れない土地への不安や恐れが、腎に負担をかける例の1つと言えます。

もの忘れ、ボケ、脳には腎の状態が反映される

高齢者が、自立生活を営めなくなる理由の1つに、健忘や認知の問題があります。

中国医学では、5つの臓器に、喜怒哀楽などの感情や、決断、意志力など精神面を分担させています。すると、相対的に「脳」という概念の重要度が下がってきます。

決して脳を重要視していないわけではなく、臓器としての脳はもちろん重要です。ただ、中国医学では、臓器そのものよりも、「機能」つまり、働きを中心に考えます。脳は、五臓の中の1つではなく、腎につながる臓器であり、腎の状態が脳に反映されると考えるのです。

脳髄は、脊髄を通して腎とつながっているため、腎精が不足することで、脳が養われなくなり、健忘や認知障害などの症状が出ます。

ですので、脳の働きをアップさせるには、脳へのエネルギーの供給源、腎精をチャージする必要があります。

腎精をチャージする食材をとることで、集中力が高まり、気分が明るくなり、ストレスへの耐性も強くなります。

具体的には、クルミ、黒ゴマ、アーモンドなどのナッツ類、そして、山芋、里芋など粘りの多い根菜類、魚介類、骨髄をともなう動物の骨つき肉です。

肌のシワ・乾燥は「腎陰」の不足が原因

中国医学的に女性の年齢の節目を7の倍数で考えると、35歳を過ぎると肌が乾燥し、42歳以降は、乾燥によるシワや、目の下のくぼみなどが、さらに増えます。

もちろん男性にとっても、潤いがあってシワの少ない肌は、「きれいで尊敬される老人」になるための必須条件です。

肌の衰えも、腎の働きの低下によって起こります。腎精は、体の中の潤い成分や栄養成分である血の一部も含むからです。

「陰陽」という言葉を聞いたことがあるでしょうか。中国医学では、体にも陰陽を当てはめて考えます。

大まかに言うと、

「目に見えないものは陽」

「目に見えるものは陰」

となります。

これを体に当てはめると、

「エネルギーや働きは陽」

「形のあるもの、血や水は陰」

ということになります。

はつらつさがなくなる、声が小さくなる、やる気がなくなるのは、陽であるエネルギーの不足。

見た目がやつれる、歯茎がやせる、シワが多い、しぼむ、乾くなどは、陰である水分や血の不足。

シワや乾燥など肌の悩みは、腎の水分である「腎陰《じんいん》」の不足によって起こります。

老人性掻痒《そうよう》症と言って、冬に全身が乾燥してかゆくなるのも、腎陰が不足するためです。

また更年期には口臭が強くなると言われます。唾液の分泌が悪くなることで起こりますが、これも、加齢によって腎陰の不足が進むからです。

「腎陽」の炎が「腎陰」の水を沸かしている

腎は、健康なとき、体の中でどんなふうに働いているのでしょうか。

腎の働きは、図5のように、火が燃えているカマドに、水がたくさん入った鍋が乗っているところをイメージしてもらうとわかりやすいでしょう。

「腎陽《じんよう》」という炎のエネルギーで、腎陰という鍋の中の水を沸かしている状態です。

炎の大きさと水の量がちょうどよいとき、腎陽によって温められた腎陰が沸き続け、腎陰が水蒸気のように気化して体の隅々までいきわたり、栄養と潤いを与えます。

これが、健康な状態です。

腎という臓器は、体の根源的なエネルギーを宿している臓器なので、腎陽のことを「命門《めいもん》の火」と言います。「命の炎」という意味です。そして、鍋の中の水、腎陰は「真陰《しんいん》」とも言います。水分（陰液《いんえき》）は体中にありますが、命をつなぐ水分は、腎に宿るからです。この水分が枯れてしまうと、体中の水分が枯れてしまいます。

老化や不養生によって腎の働きが低下すると、2つの方向でバランスが崩れます。

1つは、腎陽である炎が小さくなったときです。

図5　腎陽と腎陰のイメージ

腎陽は体を芯から温めたり、水分を蒸発させたりするエネルギーです。腎陽が弱くなると、体全体を温めることができず、鍋の中の水を蒸発させることもできなくなります。そのため、体全体が冷えを感じます。腎は腰の部分にあるので、とくに腰やお腹周りが冷え、実際に触るとひんやり湿っている人もいます。

鍋の中の水を蒸発させることができないので、下半身がむくむこともあります。

それと逆なのが、鍋の中の水、腎陰が足りなくなるタイプです。この場合は、水が少なくなっているせいで、せっかく鍋を温めても、空焚きになってしまいます。

水が足りないせいで、熱が上がり、のぼせやほてりが出ます。陰液が足りないので、口や肌、粘膜が乾燥したり、かぶれやすくなったりします。

更年期のホットフラッシュは、まさにこの腎陰が不足した状態です。

あなたは腎陽虚？　腎陰虚？

男性で50歳頃、女性では45歳頃から、何かしら体の変化を感じる方が増えます。腎陽の不足、腎陰の不足は、どちらか片方だけが起きるのではなく、加齢が進むとともに、腎陽と腎陰も徐々にどちらも少なくなっていきます。自分が相対的にどちらが不足しやすいかがわかったら、不足しているほうを軸にして、腎全体の働きを高めるケアをしていきましょう。

ちなみに、「腎精」は、腎全体の潜在的な力のなかで、体の成長や発育、老化、生殖機能と強く関係をする力のことを言います。ですので、どちらかと言えば血や陰液の仲間、腎陰に含まれます。腎陰をチャージする食材は、腎精をチャージするものが多いです。

そうではありますが、腎精は老化と関係が深いので、腎精をチャージする食事は、腎陽が不足している人、腎陰が不足している人両方におすすめです。腎の潜在力を底上げし、積極的に体を若々しく保つためです。

あなたは腎陽、腎陰のどちらが不足しているでしょうか。チェックシートを作ってみました。

1項目が1点です。

[腎陽の減少度チェック]

□ 寒がりで温めるのが好きである。
□ 手足や腰、お腹に冷感がある。
□ 腰や膝がだるくなる。
□ 冷えるとお腹や腰が痛くなる。
□ 下半身がむくみやすい。
□ 汗をかきにくい。
□ 不安になったり、些細なことが気になったりする。
□ 尿が出にくい、または色の薄い、透明に近い尿がたくさん出る。
□ 疲れると顔色が白っぽくなるか、灰色っぽくなる。
□ 寒いところや冬は苦手。

[腎陰の減少度チェック]

□ 顔または手足が熱くなることがある。

□寝ていると足の裏が熱い。
□口やのどがかわく。
□皮膚が乾燥する。
□午後、微熱が出たり、だるくなることがある。
□暑くなくても寝汗をかくことがある。
□耳鳴りや耳の違和感が、ときどきある。
□酒をよく飲む。
□イライラしやすく、怒りっぽい。
□目が充血しやすい。

[診断結果]
・どちらか5点以上——そのタイプにあてはまります。積極的に腎をチャージして、元気になりましょう。
・どちらも5点以下——これからに備えて、準備をはじめましょう。
・どちらも5点以上で、同じぐらいの点数——腎陽、腎陰どちらもかなり不足しています。今日からすぐに腎精チャージ生活をはじめましょう。

腎陽が足りない人は体を温める食材を

腎陽が不足しがちだった人は、体を温める炎が小さくなっています。体を温めて、エネルギーをめぐらせ、鍋の中の水の蒸発を助ける食材を食べましょう。

冷えは下半身に溜まりやすいので、寝るときにお腹や腰にホットパックや湯たんぽを置くのもおすすめです。忙しい人も電子レンジで温めるだけのものなら、便利です。

現代栄養学では、食材は、ミネラル、ビタミン、アミノ酸など成分の含有量などで分類されます。薬膳や漢方薬では、すべての食材を、五味《ごみ》（どんな味か）・五性《ごせい》（体を冷やすか温めるか）・帰経《きけい》（どの臓器に効くか）などで、分類します。

腎陽虚に使われる食材や漢方薬は、「味は辛味《しんみ》、つまり辛い味のもの」、さらに「温性《おんせい》（体を温める働きのあるもの）」、そして、「できれば腎に効果をもたらすもの（帰経が腎）」というふうに選んでいきます。

陽の炎を増やす食材は、ショウガ・ネギ・玉ネギ・シナモン・ニンニク・八角・クローブ・シソ・羊肉・どじょう・うなぎ・エビ・ニラ・フェンネルシード・フェンネル・ヨモギなど、みなさんがよく知っているものがほとんどです。

これらは「辛味」でエネルギーと血液をめぐらせて発散させ、温める性質によって炎を大きくします。

とくに、羊肉、どじょう、うなぎ、エビ、ニラ、フェンネルシード、ヨモギは、腎に効くという特徴があります。下半身の冷えや、それからくる女性の月経痛、男性のEDなどに効果があります。

ニラは、陽起草《ようきそう》（陽気を起こす植物）とも言われるパワーのある食材なので、男性力が低下気味のときなどに威力を発揮します。

私の生徒さんで、冷えとむくみが非常に強い女性がいました。彼女にシナモンと乾姜《かんきょう》（ショウガのスライスを蒸してから、干したもの）を紅茶に加えて、マイドリンクとして、飲んでもらいました。

気長に続けていると、自然に冷えとむくみが改善し、35度台だった体温が36度台まで上がりました。

腎陽不足の人に注意してほしいのは、冷たいものや水分のとりすぎです。冷たい乳製品の砂糖入りドリンクなどは、水をどんどん溜めて症状を悪化させます。

「健康のためには1日2リットルの水を」とよく言われますが、飲んでも代謝する力が弱い腎陽不足の人には向かないでしょう。

腎陰が足りない人はほてりを鎮め潤いを与える食材を

鍋が空焚きの状態です。ほてりを鎮める食材や潤いを与える食材をとりましょう。

陰液が不足している場合、ただ水分をとるのではなく、体を潤す効果のある水分を作る機能を高める必要があります。

最近、更年期の口臭外来に多くの人が訪れると聞きます。腎陰が足りない方は唾液の分泌も少ないので、口の中で嫌気性の菌が増えて、口臭が生じます。

また、女性の場合、40代に入ると、ご主人と性生活を楽しみたいけれど、膣の分泌物が減って痛みが出てしまうという人もいらっしゃいます。唾液と同じで、加齢から腎陰不足になると膣が乾燥しやすくなったり出血しやすくなったりします。

腎陰虚に使われる食材や漢方薬は、体液を増やす味の分類として「鹹味《かんみ》（海由来の食材で塩辛いもの）」「酸味（すっぱいもの）」、鍋の空焚きを防ぐものとして「平性《へいせい》（体を温めも冷やしもしない）」または「涼性《りょうせい》（軽く冷やす）」、さらに「腎に効果をもたらすもの（帰経が腎）」というふうに選んでいきます。

具体的には魚介類（アサリ・イカ・ホタテ・牡蠣・タコ・すっぽん）、根菜・根茎（蓮根・百合根・山芋）、フルーツ（クコ・桑の実・ぶどう）などがこれにあたります。

腎陰は腎精と仲間なので、腎陰を増やす食材は、実は腎全体の若返りを図る腎精チャージの食材を兼ねていることが多いです。

腎陰不足の人に注意が必要な食材は、腎陽不足の人にはたくさんとってほしい、辛い味で温める食材です。

たとえば腎陰不足の人が、スタミナをつけようと思って生ニンニクをラーメンにたっぷり、発汗したくてカレーは激辛、暑い夏こそジンギスカン、最後はサウナで汗を出してすっきり、というような生活をしていると、鍋を空焚きするどころか、焦げつかせてしまうことになります。

老化とは腎陽・腎陰、ともに力が落ちていくことなので、ふだんから両方を増やす食材を食べるのは、基本的には悪いことではありません。

しかし、人によって不足しやすい要素は違うので、まずは自分のタイプを見極めます。その上で、腎陽不足の人は、温めるものを多め、生ものや冷たくて水分が多いものを少なめ、腎陰不足の人は、潤いを与える、しっとりした食感のものを多め、辛くて汗が出るものは少なめに、と心がけてみてください。

「瘀血」と「痰濁」、2つの毒が溜まってメタボになる

加齢による「腎精不足」というと、エネルギーや栄養が足りなくなる状態と思いがちですが、

実は「毒」も作られやすくなります。

40代を過ぎると、肥満に高血圧・高血糖・脂質代謝異常などが組み合わさったメタボリック・シンドロームが問題になります。

中国医学では、これを、加齢による腎精不足から、血や脂の代謝が悪くなり、一種の毒素が溜まった状態と捉えます。血行不良からくる毒が溜まったのが「瘀血《おけつ》」、脂質や水分代謝の不良からくる毒が溜まったのが「痰濁《たんだく》」です。見るからに毒々しい名前ですね。

この2つの毒は、加齢とともに、だれもが多かれ少なかれ体に抱えることになります。

しかし、これらの毒を作らないようにする予防法や、排出するための養生法があります。これについては、120ページをお読みください。

第3章 五臓の働きを知って健康をキープする

図6　季節の変化と五臓の働き

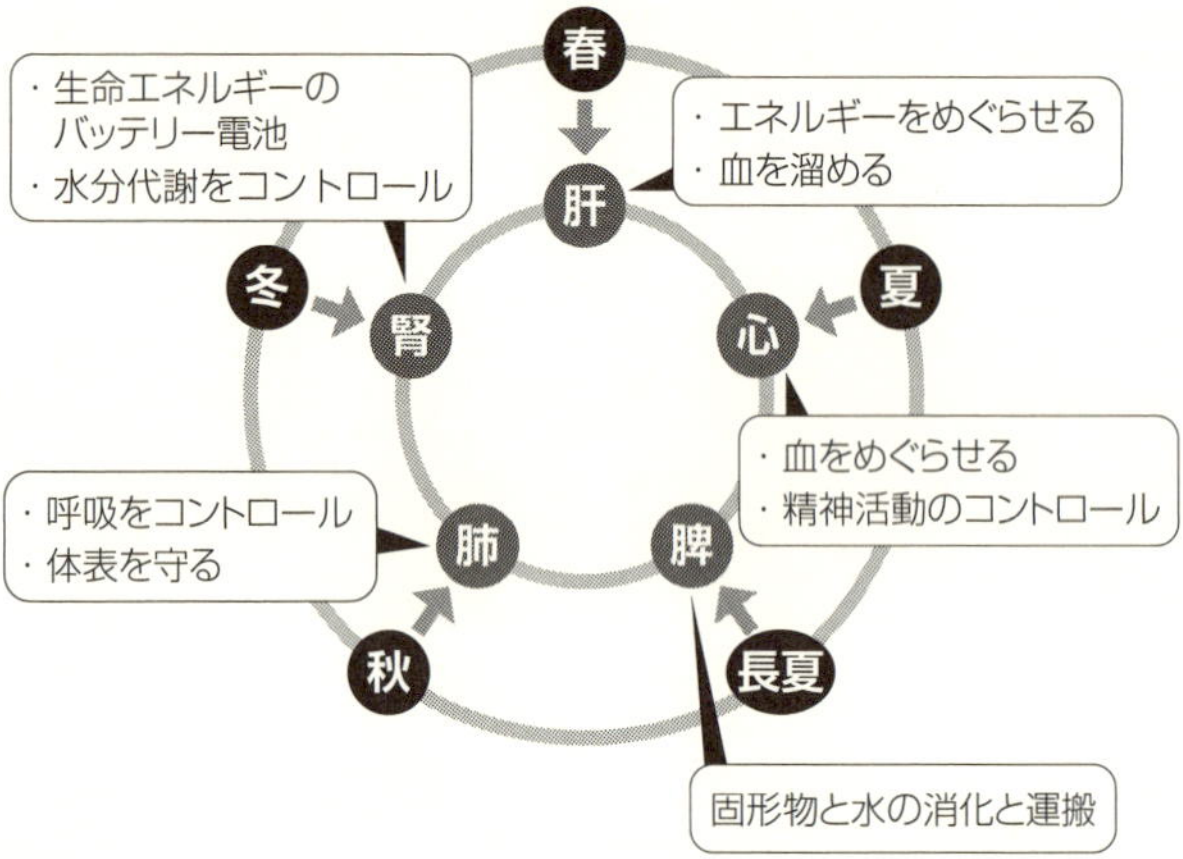

これまで腎の働きを中心に見てきました。腎は先天の精を宿す臓器として、五臓の中でも特別な存在です。さらに腎は他の臓器と連携して、私たちの生命活動を支えています。腎をサポートする臓器を健やかに保つことによって、さらに健康な体を作っていくことができます。腎以外の臓器の働きについては、第2章の冒頭でも簡単にお話ししましたが、ここではあらためて、腎と他の臓器との関係について見ていくことにします。

全身に気をめぐらせるモーターとしての肝
〈肝と腎〉

とても重要であることを指す語として「肝心《かんじん》要《かなめ》」という言葉を聞いたことがあるでしょう。

これは「肝腎要」とも書き、体の中で、肝と腎がとくに重要であることを表しています。

肝という臓器は、腎精をバックアップしており、2つの働きがあります。1つは全身に気をめぐらせるという、モーターのような働き。もう1つは腎精のもとにもなる肝血を溜めておくという、ダムのような働きです。

まず、1つめの働きについて見ていきましょう。

前に季節によって影響を受けやすい臓器があるとお話ししました（66ページ）。冬という季節を想像してみてください。

冬の間、地上からは緑色がなくなります。多くの植物は葉を落とし、エネルギーを地下の根に溜めて、冬を耐えます。熊やかえるやへびは冬眠をして、冬越しします。

このようにエネルギーの消耗を抑えて、エネルギーを溜め、しまっておくこと。これは腎精をチャージすることです。中国医学では、冬に主役になる臓器は腎であり、この季節に積極的に腎精をチャージすることで、老化を防ぐことができると考えています。

そのため、冬に収穫できる根菜やナッツ類などの食材は、腎精をチャージする効果が高いのです。

また、睡眠は腎精をチャージする1つの方法です。前述の『黄帝内経』には、冬には「早臥晩起、必待日光（少し早く眠り、少し遅く起き、日が昇ってから起床する）」と記載があり、他の季節よりも睡眠時間を多くすることをすすめています。

哺乳類なのに冬眠をする熊やシマリスは、冬眠中は免疫力が非常に高い状態になっているそうです。近藤宣昭博士による最近のシマリスの冬眠研究では、冬眠をするシマリスは、冬眠しないシマリスよりも、寿命が延びることが証明されています。

冬から春への大きな季節の変化の際に、体も大きく変化します。植物は根に溜めていた栄養を、芽吹きのために使います。溜めていたエネルギーを木の先にまで運ぶ、このエネルギーを回してめぐらせる働きをするのが、肝という臓器です。いわば、モーターのような働きです。

肝は将軍の臓器とも言われます。抑うつを嫌い、若い芽がすくすくと芽吹いていくように、自分が思ったとおりに、自由にエネルギーを広げていくのが、肝が好むことです。そのようにしてエネルギーを送ることで、全身を健やかにするのです。

しかし、ストレスや抑うつの強いライフスタイルを送っている人、すなわち肝が弱く、エネルギーの流れが悪い人は、思ったように気をめぐらせることができません。そのため、全身のあちこちで、気が詰まった状態が起きます。これが、春先に起こりやすい肩こりや、めまい、胃腸の閉塞感などの原因です。

肝は自律神経の働きとも関係しています。自律神経の働きが不安定になり、体調を崩す人が増えるのも、春の時期の特徴です。

肝がコントロールしている感情は「怒」です。

ですから、立春を越すと、イライラや怒り、情緒不安、抑うつ感が強くなる人が一気に増えます。

電車や街中で、怒っている人を見かけるのが多いのもこの時期です。

娘が小学生の頃から、警察署が不審者情報を知らせる防犯メールに登録しているのですが、春から初夏にかけてはメールの件数が増え、いつも「肝があばれてるんだなぁ」と思ったりします。

実際、世界的に見ても、春から初夏にかけては自殺者が増えるという報告があります。

春にエネルギーが高まるのは、植物の芽の部分です。タラの芽やふきのとう、ウド、うこぎなどの山菜、アスパラガス、クレソン、セロリなど、春に出回る苦さのある食材は、肝が気をめぐらせるのを助けてくれます。また、セロリのアピイン、木の芽のα-ピネン、春菊のペリルアルデヒドなどの芳香性の成分は、自律神経の働きを整えることが知られています。

肝は血を溜めておくダムでもある

肝の2つめの働きを見てみましょう。血を溜めておく働きです。脾で作られた血は、肝に蓄えられ、必要に応じて各臓器や器官、筋などに送られます。

血は体に栄養を与え、精神活動にも関わっています。血が不足すると、貧血や乾燥、筋の硬直、髪や爪のつやが失われるなどの症状が出ます。

血は老化を防ぐという側面から見ると、肝の働きは腎精にとっても重要です。

「血は精に転化し、精は血に転化する」というもので、「精血同源《せいけつどうげん》」とも言われます。血は必要なときには精になり、精は必要に応じて血に変化するということです。ですから腎精をチャージするには、血も一緒にチャージすると、とても効果的です。逆に血が足りない状態だと、精も不足しやすいということです。

私の生徒さんで、更年期の症状が強い方がいらっしゃいました。のぼせがひどく、夜になると悪夢を見る、びっしょり寝汗をかく、また、日中緊張したり慌てたりすると、汗がわっと噴き出し、心臓がどきどきするというものでした。

年齢的に腎精の不足による症状であるのは明らかです。漢方薬を希望されたので、腎精を補い、熱を鎮める「知柏地黄丸《ちばくじおうがん》」という漢方薬に、血を補う当帰《とうき》を使った漢方薬を服用してもらいました。精血同源の考え方から、腎精と血を同時に補ったのです。

すると2週間ほどで寝汗と悪夢が減り、1カ月半後には、症状が半減しました。ところが、しばらくすると、電話がかかってきました。「当帰の入った漢方薬を送ってほしい」というものでした。当帰入りの漢方薬が終わってしまったので、「知柏地黄丸」だけを服用していたところ、寝汗悪夢の症状が戻ってきてしまったというのです。

彼女は「一緒に飲んでいたほうが明らかに効きがよかった」と言います。再び当帰の服用を始めてもらったところ、すぐに症状が安定してきました。

ふだんから血を補っておくことで、腎精をチャージするときにも、その効果がぐんとアップし、若返り効果を実感していただけるわけです。

便利なことに、食材には血と腎精を同時にチャージできるものが多くあります。

たとえば、黒豆、黒ゴマ、黒米、キクラゲ、牡蠣、すっぽんなどの黒い食材です。イカ、タコ、アサリ、シジミなどの魚介類や海藻、海老など海由来の食材もそうです。ベリー類では、ラズベリー、クコ、ブルーベリー、マルベリー（桑の実）などは、血と精を同時に補うことができます。

血を増やす食材には赤い食材が多いので、ナツメ、トマト、小豆、カツオ、レバー、赤身の肉なども意識して食べるようにしましょう。

生まれつき腎が弱くても脾を養生すれば補える〈脾と腎〉

「腎精」とは、先天的な精、つまり、生まれ持ったエネルギーとして腎が蓄えているものだというお話をしてきました。

では、もともと生まれ持った「腎精」バッテリーの容量が少なければ、健康でいられないし、長生きもできないのでしょうか。

もちろんそんなことはありません。その鍵を握っているのが「脾」です。

「脾」は腎にエネルギーを与え続けている臓器です。腎精は、脾で作られる気血によって、日々チャージされています。腎が「先天の精」を宿す場所と言われるのに対し、脾は、「後天の精」を作る場所、「後天の本」と言われます。

脾の働きは、食べた固形物や水分を消化し、エッセンスを作り出し、それを気のエネルギーと血の栄養に換え、体の器官を養うというものです。

胃や小腸の消化する機能、すい臓の消化液を作る機能、脾臓の血を作る機能という、消化まわり全体の働きを含むのが、「脾」なのです。

先天的な力が弱かったとしても、お腹を大切にし、消化に負担のかからない食事を心がけて気や血を作れるようにすれば、間接的に腎精をチャージすることができます。「消化器を重視する」のは、世界中のいろいろな養生法、健康法で、共通していることでもあります。

たとえば、江戸時代の養生家・貝原益軒さん。江戸時代のベストセラー『養生訓』を著した人で、今でも現代語訳が何度も出されるほどの人気です。彼は小さいときは、虚弱体質で早死にすると言われていました。しかし、食事や睡眠、心の持ち方などを自分なりに研究してその方法を自分で実践し、85歳の天寿を全うしました。

ちなみに、彼が『養生訓』を書き上げたのは84歳。なんとも幸せな人生です。

『養生訓』でもっとも大切にされているのが、脾を大切にする食べ物と食べ方です。とくに、「お腹を温めること」と「お腹いっぱい食べてはいけない」ことを強調しています。

「はじめに」でもご紹介したように、私の薬膳の先生も、老けない体づくりのモットーは、「食べすぎない」でした。

「学会の後などの宴会でごちそうを食べた日の夜は、お腹を温めるネギとショウガのスープを飲んで寝てしまうんだよ。そうすると次の日には、お腹がすっきり空っぽになっていて、また元気に仕事ができる。若い人のように、3食きちんとお腹いっぱい食べていたら、今頃、私の寿命は尽きてるよ」

と言っていたのを思い出します。第1章で紹介した老中医の2人の先生も、1日3食とはいえ、うち1食は、お粥やスープ程度のとても軽いものを召し上がっていました。

食べても消化できないとかえって消耗する

食べたものが栄養となるためには、条件があります。それは、食べたものが消化できていることです。消化できたものは、気のエネルギーと血の栄養となって、体のあちこちへ送られ、腎にも送られて精として、チャージされます。

しかし、食べすぎて消化しきれなかったものは、体に溜まり、血を汚し、エネルギーの流れをせき止める「毒」となってしまいます。

中国医学では、このような未消化物質のことを、一時的なものは「食積《しょくせき》」と呼び、慢性化して重症化したものを、「痰」と言います。どちらも糖尿病や循環器系の疾患のもとになります。食積や痰は腎にとって負担になるため、食べることでかえって腎精エネルギーを消耗することになってしまうのです。

体が丈夫でもともと腎精の力が強い人は、少々のことでは疲労しないので睡眠不足も気にならず、消化力が強いので偏った食生活もダメージになりません。しかし、ある年齢以上になって、腎精の力が目減りし、体の潜在力がなくなってくると、このような生活が大きな病気につながることがあります。

まわりを見ていると、体力がある人のほうが、突然大きな病をしやすいという印象があります。これは腎精が強い分、日頃から自分の体について観察することが少ないからではないかと思います。

逆に、腎精を少なくしか持って生まれてこなかったとしても、脾を大切にして毒を溜めず、「クリーンなエネルギー」を作り、疲労を感じたら休むという生活をする。そうすることで、腎に必要以上の負担をかけず、効率的に腎精をチャージし、健康をキープすることができるのです。

とくに、消化液は、加齢にともなって分泌量が大きく変化します。消化液の分泌量は50代後半から急速に低下し、65歳以降では若い頃と比べて70％程度にまで低下すると言われています。

食事がおいしく食べられることは、元気な体の基本です。しかし、20代と70代の体が同じわけはありませんし、1日3食が必ず、その人の体や状態に合っているとは限りません。

ご家庭で、ペットを飼っている人は、ご存じと思いますが、動物は病気のときはエサを口にしなくなります。衰弱しているときには、「食事をとって消化する」ということ自体が、体の負担になり、エネルギーを消耗することを知っているからです。

人間は、前頭葉が発達して、いろいろなことを判断できるようになりましたが、動物のように本能的に体に必要なことを選ぶという感性を失っています。だからこそ、自分の体に起きていること、年をとることによる変化を知識として理解し、柔軟に対応することが必要です。

中華料理は脾を大切にする食事

中国医学では、五臓のすべてを大切にしますが、そのなかでも、先天の本である腎と後天の本である脾を、とくに大切にします。それは、命に直接結びついているからでもあります。

そのような視点で中華料理を見ると、脾を大切にするという発想に溢れています。

中華料理と言えば、酢豚は欠かせませんが、もともと酢豚の酸味は、サンザシというりんごに似た果物のソースによって味付けられたものでした。サンザシはバラ科の果実で、非常に強い酸味があります。消化促進作用が強く、とくに肉の消化を助ける食材です。揚げた豚肉は消化しにくいので、サンザシの効能で消化を促進するという、脾の負担を減らすための工夫がされています。

以前、私がコンサルティングをさせていただいている中華街の中華料理店にお願いして、サンザシで酢豚を作ってもらったことがありました。食べた後、すっきりとした爽やかさがあり、胃もたれがありません。

肉食文化が長い彼らは、肉をおいしく食べるだけでなく、「毒」を作らないように作るということにも積極的です。

肉を料理するときには、「肉料《にくりょう》」というものを使います。八角、コリアンダーの種、ナツメグ、クローブ、ウコン、陳皮（みかんの皮）など、スパイスであり漢方でもある薬草をブレンドしたものです。

肉料は今ではスーパーで売られていますが、かつては、薬局で売られていました。精肉店で肉を買った後、薬局で肉料を買って、料理していたのです。中華料理でおなじみの五香粉《ごこうふん》も、肉料の一種です。

日本でも肉を炒めるときには、必ずと言っていいほど、ショウガ、ネギ、ニンニクなどのみじん切りを入れます。これも、肉をおいしく、消化しやすくするという同じ目的のためです。

脾が冷えると「水毒」が溜まる

最近は日本でも温活という言葉が、定着しました。これは本当にいい言葉が流行ってくれたと喜んでいます。脾は冷やされることを嫌うからです。

脾は腎と一緒に水分代謝を行っている臓器でもあります。食べ物を受け入れるために、常に湿り気を帯びている臓器ですが、冷やされることで、消化力が低下するだけでなく、水を代謝する力も落ちて、水が溜まった状態になります。

水も体にとってはなくてはならないものですが、それは、流れ、動いている水に限ります。「溜まったもの」「動かなくなったもの」は体にとってはすべて「毒」です。このような代謝できずに溜まった水を「水毒《すいどく》」と言います。日本人女性の4割がむくみと冷えに悩んでいると言われますが、これは、冷たいもののとりすぎや、体を冷やすさまざまな習慣によって、脾が冷えることにも原因があります。

脾は温められることを好みます。冷えた水ではなく、温かいお茶、白湯、少なくとも常温の水を飲むよう心がけるだけでも、脾の働きにはプラスです。

また、昔ながらの腹巻は、お腹を保温するにはぴったりの習慣です。最近は、かわいらしい腹巻もあるので、それを選んだり、電子レンジで温めるタイプのホットパックを寝るときにお腹の上におくというのもおすすめです。

脾の働きチェックシート

あなたの脾の働きが健やかかどうか、次のチャートでチェックしてみましょう。

□ 疲れやすい・だるい。
□ 下痢・軟便。
□ 冷える・寒がり。
□ やる気が出ない・うつ感がある。
□ 花粉症・アレルギー。

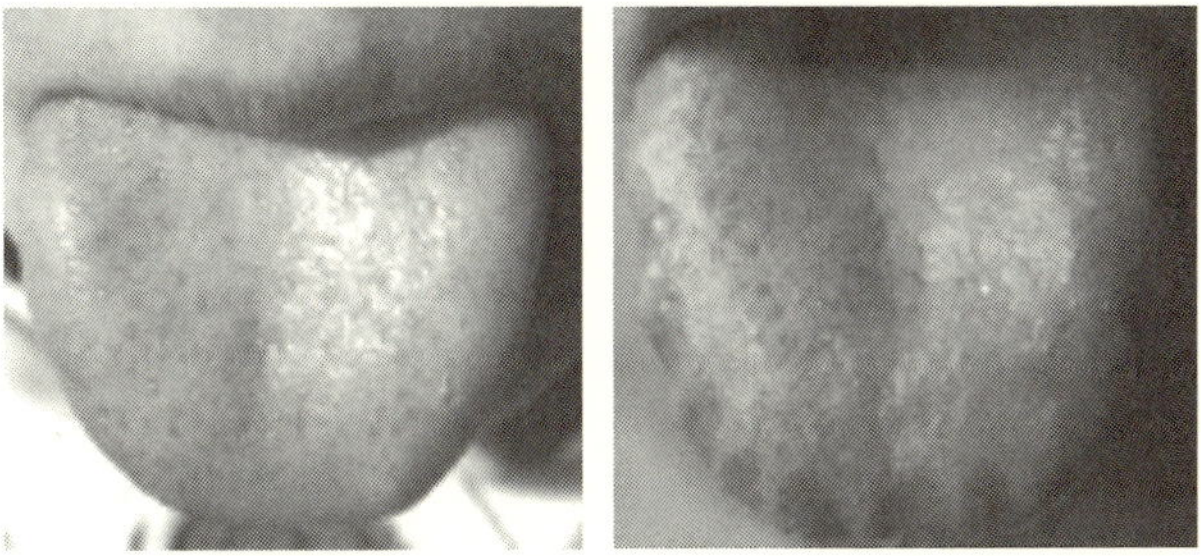

正常な舌（左）と脾の働きが低下してむくんだ舌（右）

□むくみやすい。
□風邪をひきやすい。
□食べると眠くなる。
□胃のつかえや食欲不振がある。

チャートで4個以上当てはまった方は、脾の働きが低下気味です。

これらの項目に加えて、舌も健康のバロメーターになります。脾の力が低下したり、食べすぎたり、水分がうまくさばき切れなくなると、舌にも影響が出ます。

水毒が溜まっていると、舌にむくみが出て腫れるのです。

写真の左が正常な舌、右が脾の働きが低下して、むくんだ舌です。右側の写真で舌の周りがでこぼこしているのは、むくんだために口の中に収まりきらず、歯の跡がついているからです。

さらに、消化しきれない食べ物や水分が停滞している場合は、舌の上に苔《こけ》が分厚く載ってきます。苔取りで取っても、未消化のものがクリーンにならない限り、また苔は載ってきます。

朝、歯磨きをするときに舌を観察すれば、自分の脾がどんな状態かを確かめることができます。

脾の働きをよくする食材

脾の働きをよくする食材には次のようなものがあります。脾は腎と並ぶ重要な臓器なので、チャートで4個以上当てはまらなかった方にもおすすめです。

・穀類——米・もち米・粟・大麦・ハトムギ
・根菜——山芋・里芋・サツマイモ
・胃腸の機能を高める野菜——キャベツ
・発酵食品——納豆・ぬか漬・甘酒・塩麹・味噌
・キノコ類——シイタケ・シメジ・マイタケなど
・木の実類——栗・ナツメ・蓮の実・松の実など
・豆類——黒豆・大豆・豆腐・エンドウ

・消化のよい肉類や魚――鶏肉・うずら肉・白身の魚、赤身の魚は血を増やす効果もある
・消化を促進する薬味やハーブ――シソ・ネギ・ミョウガ・柑橘《かんきつ》類の皮・ショウガ・香菜・各種ハーブ、スパイス

中でも発酵食品は胃腸の働きを整える特効薬です。火を通しすぎないほうがよいので、味噌は味噌汁のほか、ドレッシングなどでとることもおすすめします。

脾の大切さを教えてくれたすずめのヒナの話

私には、脾の働きについて、忘れられないエピソードがあります。

中国留学から帰った私は、実家の跡を継いで薬店を経営することになりました。

朝9時にお店を開けるのですが、ある日店の扉の前に、すずめの赤ちゃんが落ちていました。あたりを見回しても、すずめの巣はありません。ヒナを狙った他の鳥が、連れ去る途中に落としたのかもしれません。とても弱っていて、動けないほどになっていました。

ダメかもしれないなあと思いながらも、とてもそのまま放置する気持ちにはなれません。

店の中に連れて入り、タオルを敷いた籠に入れて様子をみました。水を横においておきましたが飲む様子もありません。カナリアを飼ったことはあっても、野生の鳥を育てたことなどな

く、私は途方にくれました。

しばらくして、スタッフが出勤してきました。彼女に見せたところ、「私の彼は、すずめのめんどうを見たことがあると言っていました。動物のことに詳しいから聞いてみます」と言います。早速彼に電話したところ、「無理やり食べさせたり、飲ませたりしてはダメ。とにかく保温です」とのこと。それで籠の周りを段ボールで覆い、上から、ざるで蓋をして、そのままにしました。

夜9時、お店が終わって、籠をのぞくと下の方でうずくまっています。何か食べさせたい欲求に駆られましたが、「食べさせなくていい」という彼の言葉を思い出して、そのまま家に連れて帰り、枕元に置きました。夜更けになって寒くなったのか震え始めたので、さらに、タオルを敷き詰めました。その頃、私はインドネシアの音楽に凝っていて、寝る前にはよくガムランを聞いていました。「もしかしたら、この子も好きかもしれない」と思い、ガムランのCDを小さな音で、ループで一晩中再生できるようにして、眠りに就きました。

翌日、まだガムランが鳴っています。「死んでるだろうな〜」と思って、ざるを取ったとたん、「キュン」という鳴き声とともに、ヒナが籠のふちに飛び上がってきました。

「えー、すごい！　生きてる！　鳴いてる！」

私はうれしくて、1人で布団の中で叫びました。

朝、また店に一緒に出勤し、控え室におきました。「飛ぶ蔵《ぞう》」という名前をつけて、スタッフの彼に電話で指導を受けながら、母すずめのくちばしを真似て赤く塗りつぶした割り箸の先で、少しずつすりエサをあげはじめました。その日の午後には、母すずめと思われるすずめが飛ぶ蔵の鳴き声を聞きつけたのか、何度も、控え室の網戸に体当たりをしてきます。早く返してあげなくてはいけません。

10日間ほど家で過ごした飛ぶ蔵は、見違えるほど元気になりました。家の中での飛行訓練の成果もあって、かなりの距離を止まらずに飛べるようになりました。

お別れの朝。スタッフと一緒に、控え室の窓から、空へ放ちました。

「バイバイ、飛ぶ蔵。帰ってきちゃダメだよ！」羽を一生懸命羽ばたかせて、すぐに見えなくなりました。

あのとき、エサを無理やり食べさせなくてよかった、温めてよかった、そして、音楽も聞かせてよかったと思います。

衰弱した飛ぶ蔵に、無理にエサを食べさせていたら、消化できず毒になっていたかもしれません。

後日、スタッフと「飛ぶ蔵、宝のつづらのありかを教えに来なかったね〜。薄情もの」と笑いました。でも私には、「脾の大切さ」という、貴重なつづらを残してくれました。

睡眠の質が下がるのは「心血」の不足が原因〈心と腎〉

「夜中に何度も目が覚める」「なかなか寝付けない」「もっと眠っていたいのに、朝早く目が覚めてしまう」等、加齢とともに増える悩みの1つが、睡眠の質が下がることです。

これは、「腎」と「心」の関係によるものです。

中国医学では、睡眠のトラブルも臓器の問題として考えます。

「心」には西洋医学と同じ、血液ポンプとしての役目があります。そして、思考・精神作用の中枢とされています。つまり「ハート」です。

たとえば、意味もなく不安に感じる。いろいろ思い返して、あのときあんなことをしなければよかったと考えてしまう。睡眠障害がある。これらは「心」の栄養や水分である「心血《しんけつ》」や「心陰《しんいん》」が不足した状態です。

心血は、目の使いすぎをはじめ、気にかかることがあって気が休まらない、やることや考えることが多すぎる、処理しきれないストレスが続く、睡眠不足など、いろいろな原因で消耗します。

「心血を注ぐ」という言い方があります。ある事柄を忘れることなく、常に気にかけている状態を指しますが、このようなときは、文字どおり、心の栄養である血を消耗しているのです。

自分が忘れたくないこと、情熱を注ぎたいことに、心の栄養を捧げるのならいいのですが、私たちは、考えたくないこと、いやだなと思うこと、そして、考えることでは解決しないことに対しても、常に考え続け、心血を注いでしまったりするものです。

60代の私の生徒さんのことです。とても元気な方でしたが、あるとき、兄弟と遺産相続がこじれてしまいました。問題がなかなか解決しないまま、数カ月が過ぎたある日、まったく眠れなくなったと言って、相談に来られました。

「眠れないと、どんどん、いやなことばかり考えて、悪循環なんです」

そこで、漢方薬と一緒に、精神を安定させ、リラックス効果のある蓮の実と山芋のご飯、ユリ科のノカンゾウの花びらをスープや炒め物に入れて食べること、たんぱく質は牡蠣やアサリなどの貝類から多くとることをアドバイスしました。睡眠導入剤と違って、即効性はないけれど、1カ月ぐらい続けるとラクになってきますよ、とお話ししました。

最初は、今日も眠れなかったと、メールや電話で逐一報告がありました。このように細かく観察して、気にしてしまう状態こそ、心血が不足した状態なのですが、1カ月後ぐらいには、ほぼそのようなメールは来なくなり、2カ月後には、先生に似合う色のコートがあったのよと送ってくれました。だいぶよくなられたようでした。

この方のように心の栄養や水分が足りなくなった状態を「心血虚《しんけつきょ》」「心陰虚《しんいんきょ》」と呼びます。

心血虚・心陰虚自体は、どの年代の人にも起こります。とくに女性は、月経があるので、男性よりも血が足りなくなりがちです。

その上、日本の社会では、男女問わず、不快に思っても、はっきり言うことをよしとしないので、我慢して、気を揉むことが多くあります。このこと自体が心の栄養や水分を消耗させるだけでなく、放出されない我慢や抑うつした怒りが肝の働きを妨げ、熱を生みます。もともと、心は、「火」の臓器です。熱が強くなれば、ますます血や水を消耗させることになります。

さらに加齢による「腎精不足」は、心血不足をさらに加速させます。というのも、「肝」のところでお話ししたように、精は血に転化します。腎精が不足していると、心の血が必要なときに融通してあげることができないため、すぐに心血が足りない状態になってしまうのです。

「心」と「腎」がうまく交わると快適に眠れる

中国医学では「心」と「腎」がうまく交わることで、快適な睡眠がとれると考えています。心は精神活動の中枢であり、意識活動を行う心の働きを「心神《しんしん》」と言います。

心神は、朝起きて太陽が昇るとともに活発になります。そして日没とともに、だんだんと鎮静化して、腎との連携がうまく行われることで、スムーズに睡眠に入ることができます。

しかし、加齢によって、腎のもともとの精や血が不足していたり、心の熱が強すぎたりすると、心神は穏やかに鎮静化して腎と連携することができません。そのため、うまく眠れない、眠れても眠りが浅い、夢が多い、すぐ目が覚めるといった症状が起きます。

私見ですが、この「心」と「腎」の働きのバランスは、交感神経と副交感神経のバランスに非常に似通っています。

人間の睡眠は、交感神経優位のレム睡眠と副交感神経優位のノンレム睡眠を繰り返すことで、体と大脳を交互に休ませていると言われます。

とくに入眠からすぐの深い眠りに入る数時間は、副交感神経優位のノンレム睡眠です。これは中国医学の「心神が鎮静化して、腎の働きと連携することで、深い睡眠を得る」という部分に似ています。

ノンレム睡眠のうち、とくに深い睡眠は徐波睡眠と言われます。脳を休ませる働きがあるため、この睡眠が得られることは、質のよい睡眠の決め手になります。成長ホルモンを分泌して疲労回復や肌の細胞の修復を行うのは、この睡眠です。

加齢に伴い、深い眠りであるノンレム睡眠の徐波睡眠量は徐々に減少します。心を鎮静化し、さらに腎精をチャージして腎の潜在力を高めることが、睡眠の質を上げることにつながります。

「心」の働きに効果的な食材は以下のようなものです。

・補腎効果のあるナッツ類――アーモンド、クルミ、ゴマ、ヘーゼルナッツなどや穀類
・補腎効果のある根菜――山芋・蓮根など
・精神安定効果のある木の実・穀類・フルーツ・野菜――胚芽のついた小麦・蓮の実、百合根・金針菜《きんしんさい》（キスゲのことです）・ナツメ・竜眼肉
・海由来のもの（ミネラルが豊富、腎精チャージと精神安定効果があります）――アサリ、牡蠣、海藻、しらす、煮干

呼気をつかさどる「肺」、吸気をつかさどる「腎」〈肺と腎〉

中国医学では、呼吸は「肺」だけでは、完成しません。呼吸は「肺」と「腎」、2つの臓器の連携によって、スムーズに行われます。

肺は呼気をコントロールし、腎は吸気（納気《のうき》と言われます）をコントロールします。肺を通して入ってきた気は、腎の力によって、体の奥深くまで、行き渡ります。そして肺の力によって、体の中に溜まった不要な気を、外に排出します。

喘息や咳などで、呼吸不全があるときは、肺の病としてだけではなく、腎の病としても診ます。

これまでお話ししてきたように、腎は加齢と非常に関わりの深い臓器です。年齢によって腎

精が目減りし、力が落ちてくると、呼吸をしていても、体の中にしっかりと吸った気を納めることができなくなってくるのです。

現代医学でも、肺の疾患などによって、血液中の二酸化炭素が体外に放出されにくくなると、二酸化炭素が増えて血液が酸性に傾きます。このようなとき、代用で、腎臓が働くことで、体の状態をアルカリ性に保とうとします。「腎性代償」と言われる働きです。

また、逆に腎臓の働きが低下して、水素イオンが排出できなくなったりすると、体が酸性に傾きます。このようなとき、肺は呼吸を促進して、二酸化炭素を放出することで、水素イオンを減らして、アルカリ性に戻そうとします。これを「呼吸性代償」と言います。

肺と腎は体の状態を一定に保つことができるように、お互いに助け合っているのです。

小さいとき小児喘息だったけれど、大人になって治った。ところが50代を過ぎてから、また、喘息が始まった。

以前は風邪をひいてもすぐ治ったのに、最近は咳がいつまでも残る。

これらは、肺だけではなく、年を重ねることで、腎の納気の力が少しずつ落ちてきていることによって起きている可能性があります。

私の生徒さんで、体力の低下を感じて、冬虫夏草《とうちゅうかそう》という漢方の薬酒を飲んでいらっしゃる方がいました（冬虫夏草は日本では食材として扱われます）。冬虫夏草とは、オオコウモリ蛾の幼虫にキノコが寄生したもので、キノコの一種です。もともとは滋養強壮のために、毎日おちょこ1杯の服用を始めたところ、もともとあった喘息の発作が起こりにくくなり、呼吸もラクになったそうです。

冬虫夏草はキノコなので、多糖類を多く含み、免疫力を高める効果もあります。それ以外にも、「肺」と「腎」の2つの臓器の働きを整え、呼気、吸気どちらの力も強めることができるのです。冬虫夏草以外のキノコにも免疫力を高める働きがあります。

自分の体について知るときに、両親や祖父母がどんな病気を持っていたかを知っておくことはとても大切です。

父親や母親に顔が似ているように、かかりやすい病気のスタイルも似ているのです。遺伝的な要素を冷静に見ることで、自分がどんな病気を起こしやすいのかを知り、早めに対策をすることができます。

ですから、近親者に喘息など呼吸器系の疾患があり、自分も幼い頃そうだったというような場合は、老化を感じる年齢に入ったら、肺と腎のケアをしたほうがよいでしょう。

たばこを吸う人、ふだんほこりの多いところで仕事をしている人などは、とくに注意が必要です。

肺の働きに効果があるのは白い食材

肺は一度、萎縮してしまうと、もとに戻すことはできません。だからこそ、呼吸器に自信がない方は、早めのケアを始めましょう。決して難しいことではありません。

肺の働きに効果があるのは、白い色の食材です。かぶ・大根・蓮根・カリフラワー・百合根・白キクラゲなどは、すべて薬膳では「肺」に効果をもたらす食材です。

日本でも大根をはちみつに漬けた大根あめは、風邪予防や咳止めに使います。大根には降気《こうき》といって気のエネルギーを降ろす働きがあり、咳や喘息などの気が下がらない状態を改善できるのです。

とくに薬効が高いのは白キクラゲで、シニア世代に多い空咳やのどの乾燥に使われます。キノコの一種なので、免疫力を高める働きもあります。くわしくは後出の137ページをご覧ください。

そして、肺と腎の連携に関連するところでは、クルミ、松の実は納気の力を高め、呼吸困難や喘息を予防します。そのほかに、シソの実、杏仁豆腐《あんにんどうふ》に含まれる杏《あんず》の種も、呼吸を整える効果があります。

もともと杏仁豆腐は、咳を止める薬膳で杏仁酪《きょうにんらく》というお汁粉のようなものでした。杏の種

（杏仁）をすりおろしたものを水に溶かしてミルク状にし、これを加熱して固めたものです。

北京では、肺を元気にする薬膳として、杏の種の粉末を黄な粉やクルミ、黒ゴマなどと一緒に豆乳で伸ばしたドリンクをよく作ります。

また、風邪などで咳が止まらないとき、病院で「キョウニン水」を出されたことはないでしょうか。これは、杏の種（杏仁）を圧搾して、水蒸気蒸留して精製し、エタノールと水を加えたものです。

「瘀血」が動脈硬化、がん、シミ・くすみを引き起こす〈体全体と腎〉

加齢とともに、いろいろなところの流れが悪くなったり、不要なものを出せなくなったりすると、人間の体は「自家製の毒」を溜めていきます。ストレスが多いなどのライフスタイルもそれに拍車をかけます。

加齢とともに溜まる毒には、血の毒と、水分や未消化物から作られる毒があります。前者が「瘀血」、後者が「痰（濁）」です。

個人差はありますが、年をとると血管のしなやかさは失われて硬くなり、血液の流れが悪くなっていきます。

「瘀」という漢字は、英語で言うat、「どこどこで」を意味する「於」にヤマイダレが付いたものです。「ある特定の場所で停滞した血」というのが「瘀血」の意味です。

中国医学では、「瘀血」は、老化や慢性的な病気と深い関わりがあると考えます。たとえば動脈硬化、脳血栓などの循環器系の病は、血流が滞ったり、血管が硬くなることによって起こります。

腫瘍やがんのように、目に見えるかたちで異物が体にできることも瘀血と考えます。シミや肌のくすみ、目の下のくま、疲れると唇が黒っぽくなることなども瘀血の症状です。

男性の場合、前立腺肥大や排尿障害などは、腎精不足とともに、瘀血が関わっているケースが多く見られます。女性の場合、子宮内膜症や子宮筋腫などは瘀血の症状と考えられています。

瘀血は舌にも現れます。紫色の点々があったり、裏側の静脈が紫色に浮き出て目立ったりする場合は、瘀血が進んでいます。

瘀血の原因として、加齢以外に関係が深いのは、冷え・ストレス・過労、そして遺伝的要素です。冷える環境で仕事をしていたり、ストレス・過労が長い間続いている方は、瘀血ができやすいです。

また、両親が循環器系の病気を持っていたり、がんを患っているという場合は、リスクが高いと考えて、早めのケアが大切です。

自家製の毒は、食生活に気をつければ、自分で排出することができます。
瘀血の予防・改善に効果があるのは以下のような食材です。

・サフラン、紅花（サフラワー）・バラの花・ハイビスカス——いずれもお茶にして飲むのがとりやすいでしょう。ハーブショップなどで扱っています。サフランは高価なスパイスですが、代わりにウコン、パプリカパウダーも、カレーやトマトスープに加えるなど、ちょっとした工夫で、血液をきれいにします。
・黒キクラゲ——血液をサラサラにします。
・ナス——皮の部分は血流を促進します。
・黒豆——黒豆衣《こくずい》とも呼ばれる生薬です。血流を促進します。
・小豆——血の汚れをとります。
・サバ・鰯などの青魚
・納豆や味噌などの発酵食品

薬膳ベジタブルファーストで「痰濁」を排出

先にお話ししたように、中国医学では、消化できて初めて、体に与えるエネルギーと栄養

(気血)を作り出すことができます。消化できなかった固形物、水分はともに、体に負担をかける毒になります。これらが「食積」「水毒」です。

食積や水毒を生じさせる生活を長く続けていると、これらの不良産生物が沈着した毒となります。中国医学ではこれを「痰濁」(「痰」「痰飲《たんいん》」とも)呼びます。

痰濁は瘀血と同じく循環器系の疾患の原因になったり、中性脂肪や高コレステロール血症、脂肪肝、通風などを引き起こします。

ふだんから、脂っこいものや肉、スナック、甘いもの、清涼飲料水をたくさんとる人に多く見られます。

痰濁を排出するのに効果がある食材の代表選手は大根です。ほかに、玉ネギと玉ネギの皮、海藻類・キノコ・ごぼう・菊芋・ヤーコン・アブラナ科の野菜(カブ、キャベツ、小松菜、白菜、ブロッコリー、カリフラワーなど)が効果があります。

最近は、血糖値が上がりにくい食べ方として、食事の最初に野菜を食べる「ベジタブルファースト」が推奨されています。

私がおすすめするのは、痰を出す働きのある野菜を最初に食べてもらう、薬膳ベジタブルファーストです。

手軽に作れるのは、アサリかシジミで作ったダシで大根と昆布を煮ておくこと。食事の前に、これを少量食べます。冬は温かく、夏は冷やして食べてもかまいません。10日ぐらい続けると、血糖値が下がったり、むくみが取れたり、体重が落ちたりといった効果が現れます。もちろん個人差はありますが、食べすぎても大根なら、何も悪いことはありません。

玉ネギは、実もいいのですが、とくにおすすめなのは皮です。

皮の部分に含まれるケルセチンは血流を促進する働きがあります。排尿障害がある男性にはとくにおすすめです。料理で玉ネギを使ったら、皮を捨てずにお茶パックに入れ、出汁をとるように煮るだけでOKです。

玉ネギ、スイカ、ピーナッツ……皮に優れた薬効あり

食材の中で、生薬として使われる薬効の高い部位は、皮や毛など、ほとんど私たちが捨てている部分です。スイカの皮、冬瓜《とうがん》の皮、ショウガの皮、黒豆の皮、ピーナッツの皮、とうもろこしの皮……。すべて優れた薬効があります。

これらは食べることができなくても、ダシパックに入れてしばらく煮出したものを飲むだけでいいのです。

以前、コンサルティングをさせていただいた給食会社さんで、講演会での試食用に、野菜のスープを2種類作ってもらいました。1つは、ふだんどおり野菜の皮をむいて、刻んで煮込ん

だもの、もう1つは、皮をガーゼの袋に入れて、野菜と一緒に煮たものです。「どちらがおいしいですか？」と尋ねたところ、後者のほうにほぼ全員の手があがりました。

ダイエットで有名になったエノキ氷もおすすめです。エノキだけでなく、薬膳ではキノコすべてに、痰などの不良産生物を排出する働きがあります。

男性は女性と比べると食生活が偏りがちなため、痰ができやすい人が多いようです。痰の排出には酸味がよいのですが、男性は酸っぱいものが苦手なことが多いようです。味覚の偏りは、体の偏りも作ります。酢の物や酸っぱいドリンクなど、できるだけとるよう、心がけていただきたいと思います。

また日々、お茶として服用して、瘀血や痰飲を予防するには、緑茶、桑の葉茶がおすすめです。

老化からくる体の酸化を防ぎ、動脈硬化を抑え、コレステロール値の調整をするなど、40代以降の方に起こりやすい症状に有効です。味もくせがなく、続けやすい食材です。

第4章
腎の力を目減りさせない
腎精チャージ食材

この章では、年齢とともに目減りしていく腎の力を補う「腎精チャージ食材」を具体的にご紹介していきます。

山芋――腎と脾の両方に効果あり

アルツハイマー病の症状を改善

2012年、山芋にアルツハイマー病の症状を改善する効果があることを示唆する研究が発表され、話題になりました。富山大学・和漢医薬学総合研究所の東田千尋准教授らのグループが、山芋などに多く含まれる「ジオスゲニン」というステロイド様成分に、アルツハイマー病の症状を改善する働きがあることを発見したのです。

実験は、アルツハイマー病の症状があるマウスに1日1回20日間、ジオスゲニンを投与した結果、患者に典型的に見られる、神経細胞の軸索という突起の変性が正常に近い状態に戻り、マウスの記憶力が改善したというものでした。

山芋は日本でも「精をつける」とし、山のうなぎと言われて親しまれてきました。山芋は長芋、大和芋、自然薯《じねんじょ》などヤマトイモ科の芋の総称で、それぞれ品種は異なりますが、薬膳では滋養強壮効果がある腎精チャージの食材として、よく使われます。

スーパーなどでは長芋が安くて手に入りやすいかもしれません。すりおろして生食するなど、いずれも食べ方は同じです。

栄養価も大きくは違いませんが、大和芋のほうが長芋より粘りが強い分だけ、滋養強壮成分が多く、さらに自然薯は最も薬効が強いと言われます。

山芋は、先述の『神農本草経』では「上品」に分類され、「中（消化器）を補い、気力を増し、肌の肉付きをよくする」「久しく服用すると耳、目を聡明にし、身を軽くし、延命する」などの記述があります。副作用がなく、滋養強壮効果の高い、子どもから大人まで安心して食べられる食材として愛されています。

これまでお話ししてきたように、中国医学では、先天的なエネルギー（腎精）を宿す腎と、後天的なエネルギーを作り出す脾をとくに重視します。

山芋は腎と脾の両方に効果があります。腎の消耗による疲労感や冷え、更年期の不定愁訴のほか、胃腸の働きが低下し食欲がない、下痢しやすい、細かいことが気になる、睡眠の質が悪いなどの症状にも使われます。

西太后の食べていた山芋入りケーキ

清代の女帝、西太后は漢方や薬膳を食生活に取り入れていたことは、前にもお話ししました。彼女は長い間、政治を行ってきたことのストレスと加齢から、食欲不振、下痢、精神的な抑うつ感、悲観、倦怠《けんたい》感、夜眠れないなどの症状に苦しめられました。

1880年、44歳のとき、侍医は彼女に、薬膳ケーキ「八珍糕《はっちんこう》」を食べさせました。このケーキで、症状は劇的に改善し、数日で症状がなくなったと、カルテに記載があります。以後、彼女は晩年までこのケーキを手放さなかったそうです。

西太后をはじめ清の皇帝一族に愛された「八珍糕」に入っていたのは、山芋、蓮の実、睡蓮《すいれん》の実、茯苓（松の木に寄生するキノコ）、白扁豆《はくへんず》（フジマメ）、ハトムギ、麦芽、蓮根の粉等です。

私はすべての材料を揃えて、蒸しケーキを再現したことがあります。非常に香ばしくて、美味。普通のおやつとしても食べたくなる優しい味でした。

北京の中国中医科学院「西苑医院」には、清代のカルテの研究室があります。この研究室と消化器官科の連携で、「八珍糕」の臨床実験が行われました。

対象は子どもから高齢者までの消化器科の病人310例。症状は疲れやすい、便がゆるい、息切れ、めまい、耳鳴り、腰がだるい、などです。166人には「八珍糕」を1回10グラムを

1日3回、対照群である144人には酵母、ビタミンB_6、消化酵素であるトリプシンを、4週間とってもらいました。

「八珍糕」摂取組を対照群と比較すると、「八珍糕」を摂取した患者さんのほうが、症状が明らかに改善していました。小腸の働きを測定するテストでも、消化吸収力が強くなっていたことが証明されたそうです。

実際、私の生徒さんで、疲れやすくて食欲がない、やる気がでない、便がゆるいなど、全身倦怠と消化器官の不調を同時に訴える方に、山芋を小さく刻んで入れたお粥を朝食にとってもらうと、症状がよくなる方が多くいらっしゃいます。

2011年から神奈川県知事を務めている黒岩祐治さんに『末期ガンなのにステーキを食べ、苦しまずに逝った父』（講談社）という著書があります。お父様が末期の肝臓がんで余命2カ月と診断されてから2年半、ふだんと変わらぬ日々を送り、がん死ではなく老衰に近い最期を迎えられたという記録です。

黒岩さんは、未病医学研究センター所長で東京大学特任教授の劉影《りゅういん》先生に相談。お父様の治療に、伝統的な中国医学の食養生と漢方を取り入れたそうです。劉影先生は蒸した長芋を毎日食べるよう指導し、その結果、お父様は胃の力を取り戻して食べることができるようになり、ステーキも食べられるぐらいまでに回復したそうです。

性欲減退、尿のトラブルが気になり始めたら

腎の力の1つに、泌尿器系や生殖器系の力があることは第2章でお話ししました。尿や精液が漏れ出てしまう、逆に排尿に勢いがない、精子の活動率が低いというのは、腎の力が低下しているからと考えます。

山芋には少量ですが、性ホルモンの産生を助けるステロイドホルモン様の成分が含まれています。これが、前述のアルツハイマー病改善にも効果があると言われるジオスゲニンです。

山芋にはそれ以外にもコリン、サポニン、アルギニンといった内臓の機能を高め、精力増強を促す有効な成分が多く、なおかつホルモン剤のような副作用の危険がありません。ホルモンバランスが大きく変化する中年以降の人には、疲労回復や美容効果などが期待できます。

また山芋は、糖尿病や滋養強壮の補腎薬「六味地黄丸」「八味地黄丸」の成分としても知られています。排尿障害や夜間尿を治療する働きもあります。

男性の老化は性欲の減退や泌尿器の症状で出ることが多くあります。気になる年齢になったら、1日1食、食べてみてはいかがでしょう。

私の生徒さんでも、更年期で終わりかけていた月経が山芋を食べることで復活した人もいますし、台湾の研究者の実験では閉経後の女性が、山芋を4週間摂取することで、女性ホルモンの値が有意に上昇したという報告もあります。

山芋は、生食以外に、加熱しても、効果は変わりません。山芋ステーキや、フライドポテト、山芋ポテトサラダなど。ふだん食べるなら、長芋で十分です。ジャガイモの代わりに毎日の料理にとり入れてみることをおすすめします。

また、チャンスがあれば、ぜひ自然薯も食べてみてください。

キノコ類――漢方薬にも薬膳にもフル活躍

がんの闘病を支えたキノコのスープ

中国医学は各種キノコを薬用として使うことを得意としてきました。

たとえば、クロマツ等のマツ科植物の根に寄生し、むくみやダイエットに使われる茯苓。ブナやミズナラに寄生し、尿路感染症を治療する猪苓《ちょれい》はマイタケの一種です。梅やナラ、クヌギに寄生し、免疫を活性化する効果のある霊芝《れいし》も有名です。

漢方薬として使うだけでなく、健康を目的とした薬膳にもキノコを多用します。シイタケ、エノキ、キクラゲ、白キクラゲなど、どれも身近に手に入るものばかりです。

10年ほど前のことです。私の中国留学時代の友人が30代前半で乳がんにかかりました。進行がんのそれも再発だったため、治療には、抗がん剤が使われました。

彼女は一人暮らし。抗がん剤の治療を始めると、自宅に帰って、食事を作る、洗濯をするという日常的なことが辛くてできないので、今の自分に合っていて、簡単にできる食事はないかと、電話で相談されました。聞いてみると抗がん剤治療が始まってから1週間近く便が出なくて、それも辛いと言います。

そこで、彼女に、「干しシイタケと昆布を瓶に入れて冷蔵庫で一晩戻し、それを鍋に移して、キクラゲを入れてスープを作る」ように話をしました。それからしばらくして、電話をしてみると、「すぐに便が出た。それに、体がだるくて、しんどかったのが、あのスープを飲むと、軽くなる。ほかの人にもすすめたらいいよ！」と前より張りのある声で伝えてくれました。

彼女は治療中も漢方薬を続け、私のすすめたスープも作り続けて、闘病生活を送りましたが、残念ながら還らぬ人になりました。でも、彼女が言ってくれた「ほかの人にもすすめたらいいよ」という言葉どおり、闘病中でも簡単にできるスープとして、私がおすすめする定番になっています。

キノコの持つ特別な働きの正体は？

漢方薬・薬膳としてのキノコ類の特徴は、免疫を活性化させる効果と、腸管を浄化し排便を整える効果、そこから派生する精神のリラックス効果です。

シイタケは、16世紀に書かれた本草書『本草綱目』に「脾と胃の気を補い、飢えさせない。血流、水分代謝、気の流れを整える。おいしさを増し、食を助ける」とあります。

また、シイタケの子実体から抽出精製されたレンチナンという成分は、胃がんの抗がん剤に使われます。「脾胃」に効き目を持つという『本草綱目』の見方を裏付けるようで、興味深いことです。

「安神《あんじん》」（心のリラックス）も、シイタケの重要な薬効です。先の乳がんの友人は「スープを飲むと心が落ち着く」とも言っていました。消化に関わる活動は、体を副交感神経優位な状態にします。食物繊維の多いキノコを食べることで、腸管が長時間刺激され、それによって、リラックス効果がもたらされるようです。

キクラゲは重量の50％が食物繊維です。免疫力を上げる働きのほかに、「涼血《りょうけつ》」と呼ばれ、血液を浄化し、炎症を鎮める働きがあります。また、便秘のほか、便血、痔《じ》ろう、大腸の潰瘍などで腸管の熱を取り止血をします。

キノコ類の持つ特別な働きは、主に食物繊維の一種であるβ-グルカンによるものと言われています。

グルカンとは、「グルコース」という糖の一番小さな単位（単糖）が連なった多糖体のことです。グルコースのつながり方によって、α-グルカン、β-グルカンなど、いろいろな種類があります。紙の原料「セルロース」もβ-グルカンの1つです。

β-グルカンはさまざまな植物に含まれますが、キノコに含まれるのはそのなかのβ-1,3グルカンによるもの。キノコのβ-1,3グルカンは、ほかのグルカン類にはない、免疫力を高める効果があります。

シイタケもエノキもマイタケも、干すと効能が高まる

日本では、ここ数年、干しシイタケだけではなく、干しキノコが流行っています。これは、キノコの効能を高めるには理にかなっています。

キノコなどの菌類にはエルゴステロールが多く含まれています。エルゴステロールは紫外線に当たるとビタミンD_2になります。ビタミンDには抗がん作用や骨を丈夫にする効果があることが知られています。

シイタケは紫外線に当てるだけで、ビタミンDが10倍以上に増えます。一般に売られている干しシイタケは、天日干しをしていない熱風乾燥のものがほとんどです。買ってきたものを、少し日光に当てるだけで、お金もかからず栄養価をあげることができます。

エルゴステロールは、シイタケだけでなく、キクラゲ、白キクラゲ、マイタケ、エノキにも含まれます。安い時期にまとめ買いして干しておくのも、簡単にできる栄養価アップの方法で

す。

凍らせる方法も、忙しい人には、重宝です。

凍らせることで、細胞壁が壊れ、うまみが抽出しやすくなるので、おいしさがアップします。内臓脂肪を燃焼させる効果のあるキノコキトサンの吸収も高まります。エノキはとくにキノコキトサンが豊富なので、エノキ氷にすることで、おいしさが増し、健康への効果も高まります。

安価で栄養価の高い、キノコをぜひ、常食しましょう。臨床試験によると、機能性効果が出る1日あたりの摂取量は生のキノコで25グラム～100グラム（体重60キロの人の場合）。これなら、野菜の一種として、無理なく毎日の食事にとり入れることができる量です。

肺にも肌にも潤いを与える白キクラゲ

キクラゲというと、黒いものがポピュラーで、白いキクラゲはなじみがないかもしれません。黒いキクラゲも白いキクラゲも海のクラゲではなくキノコ類です。昔から中国だけでなくヨーロッパほか世界中で、養生食または薬として食されてきました。人の耳に形が似ているので、漢字では「木耳」と書きます。

黒いキクラゲには、血液を浄化したり、血液をサラサラにしたりする効能があります。白いキクラゲは、潤いと美肌の食材です。

白キクラゲは「肺」に潤いを与えます。中国医学で「肺」を潤すということは、肺とつながっている体の部分である「皮膚」も潤すことを意味しています。そのため、のどの痛みや咳など呼吸器の乾燥だけでなく、美肌にも効果があるということになるのです。

白キクラゲは1500年前にはすでに食薬両用の食材として、歴史に登場しています。中国医学の書籍『太平圣惠方』『御薬院方』には「滋陰養顔（体液を増やし、顔を美しくする）」効能があると記されています。

世界三大美女の1人である楊貴妃《ようきひ》も、白キクラゲを愛用していたと言われます。以降、宮中では、清代の西太后にいたるまで、白キクラゲは美容食材として使われました。現代でも中国の健康意識の高い家庭では、美容や保湿のために、日常的に食されています。

かつて白キクラゲは貴重な品で、貴族しか食べることができませんでした。清代の西太后の侍女であった徳齢の著書『御香飄渺』には、「銀耳（白キクラゲのこと）の価格は非常に高価だった。大体、小さな1箱の銀耳が10～20両銀でようやく買えるぐらいだった」とあります。

今は人工栽培ができるようになり、一般の人にも手に入る養生食品となりました。

白キクラゲにはカルシウムと食物繊維、美肌成分である亜鉛、そして多くの多糖類が含まれます。

白キクラゲに含まれる白キクラゲ多糖類には、大量の水分を吸収する力があり、ヒアルロン酸をしのぐ高い保湿性があります。

また、皮膚を修復し、角質層の水分を保持する働きもあるため、外用薬や化粧品としても用いられます。メラニン抑制効果があり、美白効果があることもいくつかの論文からわかっています。

さらに白キクラゲには、免疫力を高める効果のほか、放射線のダメージを和らげる効果もあるため、がん患者の放射線治療の副作用を防止する薬膳としても注目されています。

放射線が骨髄に与える影響を防ぎ、骨髄の造血機能を高め、白血球の減少を防ぎます。

実際、コバルト60というガンマ線照射の実験では、白キクラゲの摂取によって、存命率が上がるというデータが出ています。

白キクラゲは、トロトロになるまで下ゆでし、保存容器で冷蔵保存しておくと便利です。圧力なべを使うと、すぐにトロトロになります。

味にクセがないので、同じく保湿効果のある鶏の手羽先と煮るほか、どんな料理にも合います。スープやデザートに加えるだけでもいいでしょう。低カロリーで腹もちもいいので、ダイエット中の方にもおすすめです。

海藻——日本ならではの健康食材

昆布、ワカメは縄文時代から食べられていた

昆布やワカメなどの海藻は、腎精をチャージする黒い食材の1つです。漢方では、利尿作用・しこりを柔らかくする作用があるとされ、むくみをとったり、腫瘍やできもの治療に使います。

海藻は、ぜひ、日本人に食べ続けてほしい食材です。

海藻を食べる文化は海に囲まれ、海洋資源の豊かな日本だからこそ発達してきました。昆布やワカメは縄文時代から食べられていたことがわかっています。文献に最初に現れるのは奈良時代の『続日本紀《しょくにほんぎ》』です。蝦夷《えみし》の族長が「先祖以来、昆布を貢献す」という記述があります。全国に広まったのは、鎌倉以降で、精進料理の広がりとともにダシとして使われるようになりました。

褐藻《かっそう》類の昆布、ワカメ、ヒジキ、アラメ、モズク、紅藻《こうそう》類の海苔、テングサ、フノリ、エゴノリ、緑藻《りょくそう》類のアオノリ、アオサなど、日本周辺に自生する海藻の種類は1500種類にもなるそうです。

海藻は日常食としてだけでなく、健康を保つ食べ物として昔から活用されてきました。

「昆布とタコ・小豆の煎じ汁は心臓病によい」(沖縄)、「ワカメのメカブをとろろ汁にすると高血圧によい」「ワカメを食べると髪が黒くなる」「昆布の煮物は滋養強壮効果がある」(群馬)など、各地の民間伝承にも海藻を使った健康食が多く見られます。

諸説ありますが、秦の始皇帝は昆布を不老不死の薬として使者をつかわして探しに行かせたと言われています。実際、中国の内陸部では風土病として甲状腺の病気が多かったため、江戸時代には、薬として昆布を日本から大量に輸入しています。ただ質量ともに圧倒的な日本の海藻料理に比べると、中国では食用として多用されていません。

世界的にも、伝統的に海藻を食べる国は非常に少なく、日本以外では中国、韓国やインドネシアなど、アジアの一部、ヨーロッパではスコットランド、アイルランド、フランス等です。欧米では海藻を食べる文化があまりありません。

だからこそ、日本人にとっての健康効果の高い食材として、ぜひ活用していただきたいのです。

カルシウム、亜鉛ほかミネラル分の宝庫

海藻の特徴は、カルシウム、亜鉛、ヨード、マグネシウム、マンガン、鉄などミネラル分が豊富なことです。ミネラルは微量元素と言われ、微量の摂取で体の代謝に大きな影響をもたら

します。たとえばマグネシウムの1日の必要量は、男性で300ミリグラム前後、女性で250ミリグラム前後です。

普通に食事をしていれば足りない量ではありませんが、ストレス下では、マグネシウムが体外に排出されます。マグネシウムが相対的に不足すると突然死のリスクが高まるという研究データをハーバード大学の研究者らが発表しています。心筋の弛緩や収縮にマグネシウムが関わっているからではないかと言われています。

日本人に不足しがちなミネラル、カルシウムも、海藻類や海由来のものから効果的にとることができます。

昆布、ヒジキなど海藻のカルシウム含有量は、非常に豊富です。乾燥昆布やヒジキには100グラムあたり700〜1000ミリグラムのカルシウムが含まれています。

牛乳100グラムのカルシウム含有量は110ミリグラム。乾燥させたもので10グラム程度の海藻を、他のカルシウムの豊富な食材と組み合わせると、牛乳に遜色ない量のカルシウムをとることができます。

海藻は牛乳と比べて、カロリー、脂肪が少なく、生活習慣病やアレルギーのリスクが低くなります。さらに海藻には他のミネラル分も豊富で、あるミネラルがほかのミネラルの吸収を助けてくれるという相乗効果もあります。

40歳を過ぎたらぜひ1日1皿海藻を

40代以降は内分泌代謝の乱れや循環器系の病気が増えますが、海藻にはこれらの予防効果もあります。具体的には、血糖値上昇を抑制する効果や中性脂肪の吸収を抑える効果を証明する実験データが多数あります。

海藻の表面のヌルヌルは、アルギン酸・フコイダン・カラギーナン等の水溶性食物繊維です。腸内で水を吸い込んでふくらみ、一緒に食べた糖分、脂肪、重金属などの有害物質を包み込んで排出します。腸内細菌の栄養素として腸管の免疫を活性化する作用もあります。

このような、さまざまな作用が組み合わさって、消化器系の病気の予防・改善、脂質や糖質の代謝の改善ができるようです。

フコイダンには、抗腫瘍効果も期待できます。制がん効果に関する論文はまだ少ないですが、漢方ではもともと、できものや良性の腫瘍などに使われてきました。できものができやすい体質の方には、昆布やワカメはおすすめの食材です。

昆布やワカメに含まれるフコキサンチンという成分は、過剰に蓄積した脂肪を分解して体熱として発散させる体のメカニズムに関わっていることがわかり、注目が集まっています。北海道大学大学院水産科学研究院の宮下和夫教授のチームによる研究によれば、この効果は内臓脂肪の多い人ほど高いという報告も出ています。

また海藻は、少量ですが、健康によいオメガ3系脂質であるα-リノレン酸、EPAとオメガ6系の脂質であるアラキドン酸をバランスよく含んでいます。このような食材はほかには例がありません。

私たちにとっては当たり前すぎる食材ですが、このような価値の高い食材が安価に、便利に手に入るのは、日本ならではです。

ワカメは、以前は灰干し、塩蔵が主流でしたが、乾燥ワカメの技術が生まれることによって、圧倒的に手軽に食べられるようになりました。

昆布では、とろろ昆布がおすすめです。ミクロ単位で、昆布の細胞の厚さよりも薄く削られており、「消化管内で吸収しやすい」「加工中に加熱しないので、栄養の損失がほとんどない」というメリットがあります。

モズクも、すぐに使える洗浄品がスーパーでも売られています。

健康食のファスト・フードである「海藻」を、ぜひ1日1皿は、日々の食事にとり入れていただきたいと思います。

桑の葉・茶葉——血糖値の上昇を抑える

加齢からくる毒を消す

茶葉の健康効果は多くの方が知っているところです。

茶葉は中国医学でも、1000年以上前から、薬草の1つに数えられています。

茶葉を日本に普及させたのは、当時、宋に留学していた臨済宗の開祖・栄西《ようさい》と言われます。彼が鎌倉時代に書いた書物『喫茶養生記』には、「茶は養生の仙薬なり、延齢の妙術なり」と記されています。

緑茶に含まれるポリフェノールの1種、カテキンには抗酸化作用があり、血糖値の上昇を防ぐ、がん抑制、脳血管障害の予防など多くの効果が報告されています。

実は、栄西は同じ書物の中で、中国では薬草として使われていた「桑」を「仙薬の上首（リーダー）」として紹介していました。

「のどが渇いて水がたくさん飲みたくなる飲水病に桑粥が効く」、つまり糖尿病には、桑の葉を摂取するといいと書いています。

桑はもともと日本での栽培に非常に適していて、民間薬として服用され続けてきました。しかし、開国以降、日本の最大の輸出品となった生糸の生産のため、「お蚕さんのエサ」というイメージが定着しています。

1976年、日本の研究者によって桑から1-デオキシノジリマイシンという成分が発見されました。これは植物界では、桑にしか含有されていない成分で、血糖値の上昇を抑える働きがあります。

マウスだけでなく、ヒトを対象とした試験でも多くのデータが出ています。ほかにも、血中コレステロールの低下、動脈硬化の抑制などの報告もあり、昔からの伝承が次々と実証されています。

茶も桑も日本では育てやすく、入手しやすいので、気軽に取り入れられます。

ナッツ——腎精チャージのキーになる食材

週7回食べると死亡リスクが20％減

冒頭でもお話ししたように、私の薬膳の先生が毎日手のひらに一握り食べると、若さを保てると言っていたナッツ。

先生のようにそのまま食べる人もいれば、スムージーのようにして、朝食にとる人もいます。北京のスーパーなどに行くとナッツコーナーがあり、各種のナッツが売られています。クルミ、黒ゴマ、ヘーゼルナッツ、アーモンドなどなど。ナッツのほかにも黒豆、蓮の実、ハトムギなどが売られていて、注文するとその場で、粉にしてくれます。それを温めた豆乳に溶かして朝食のドリンクとして飲むのです。インスタント・コーヒーのように、アルミ袋に1回ごとに分けて売っている便利なものもあります。

中国医学では、ナッツは小さな実に大きく成長するエネルギーを秘めており、エネルギーや栄養を効果的にとることができると考えます。

ナッツが体にもたらすプラスの効果は、現代栄養学でも報告されています。

米国のボストンのダナ・ハーバー・ガン研究所の博士らが、リンパ節まで拡散した結腸がん患者826人に食事に関する質問に答えてもらった研究があります（全員が手術と化学療法を受けていました）。

回答者の19％が週に57グラム以上のナッツ（マメ科のピーナッツとピーナッツバターは含まれない）を食べていました。その全員が、食べていなかった人に比べて再発率が42％低く、死亡率は57％低かったそうです。

アメリカのハーバード・メディカルスクールのイン・バオ氏らが約12万人を対象に行った調査でも、ナッツの摂取量が多い人ほど、がんによる死亡率や総死亡率が低くなることが明らかになりました。非摂取のグループに比べて、ナッツを週7回摂取するグループは、死亡リスクが20%減少していたそうです。

また、心血管疾患や2型糖尿病などの慢性疾患リスクが低くなるという研究もあります。

ナッツ類はすべて腎精チャージ効果が高いので、好みでいろいろなナッツを楽しんでください。日本で手に入るナッツで、とくに腎精チャージ効果が高いのは、クルミ、アーモンド、黒ゴマです。

ちなみにミックスナッツに入っているジャイアントコーンはナッツではありません。

また、ナッツはどんなにいいものも、油が酸化すると毒になります。ローストしたものを少量ずつ購入する、たくさん買った場合は冷凍するなどして、新鮮なものを食べるようにしましょう。

クルミは形が脳に似ているので脳に効く？

先にもお話ししましたが、クルミは、薬膳では、脳の老化予防や集中力、記憶力を高める効果がある健脳食材として有名です。

形が脳みそに似ているからという理由はナンセンスと思われるかもしれませんが、先にもお話ししたように、このような考え方を中国医学では、「同類相補《どうるいそうほ》」と呼びます。同じ色や形をしているものは、それを補う効果があるというものです。私自身も学び始めたときには、不思議に思うことがありましたが、結果的には理にかなっていることが多いのです。

さすが薬膳の国で、北京では、クルミをすりつぶしたお汁粉の缶詰がポピュラーで、学校の売店にもよく売っていました。テストの前になると、神頼み的な雰囲気で、クラスメートが冗談めかして、「補脳〜ブーナオ〜」と言いながら、買っていました。

クルミは、漢方薬としても、使われます。腎精をチャージし、「延緩衰老」と言われるアンチエイジングの働きがあります。加齢からくる便秘、咳、脱毛、耳鳴り、足腰の弱りなどの予防・治療に使われます。

本草書である『本草綱目』には「気を補い、血を養う。乾燥を潤して、咳を止め、命門を補う(命の火を増やす)」とあります。

薬膳では、他のナッツとともに、1日数粒を軽食として食べます。一生若さを保った女帝として名高い西太后もクルミのお汁粉が好物でした。

クルミの現代栄養学的な特長は、ビタミン、ミネラルが豊富に含まれるほか、加齢に大きく影響する抗酸化物質が豊富なことと、質のよいオイルが豊富なことです。

体のさびつきを防ぎ、血流を促進するビタミンE、ポリフェノールなどの含有が、ナッツ類の中ではトップクラスです。また、脂質については、オメガ3系脂肪酸であるα-リノレン酸が、ナッツの中ではもっとも多く含まれています。

α－リノレン酸には、血液中の悪玉コレステロールや中性脂肪を低下させる、記憶力を向上させる、アレルギーなど体の炎症を防ぐなどさまざまな働きがあります。

２０００年代以降は、クルミの健康効果が報道されることが増えました。とくに、認知症を予防する効果があることが日本でも報道されて話題になったことは、先にもお話ししたとおりです。

タフツ大学のジェイムズ・ジョゼフ博士率いる研究チームは、クルミの摂取による認知・運動機能の改善効果を発表しています。

高齢ラットにクルミを６％含むエサを与えたところ（人の場合の約28グラムに相当）、加齢性の運動障害および認知障害が改善されたそうです。不飽和脂肪酸、抗酸化ポリフェノール、ビタミンE、葉酸、メラトニン等、クルミに含まれる栄養が、神経伝達物質と新しい神経細胞の増殖を促進し、運動能力及び認知能力の両方において老化の影響を逆転させることができることを示していると分析しています。

ニューヨーク州立発達障害基礎研究所のアバ・チャウハン博士が率いる研究チームも、クルミがアルツハイマー病に与える効果について報告しています。

マウスのエサにクルミを６％もしくは９％混ぜて与えたところ、学習能力、記憶力、不安軽減、運動発達などの面で改善が見られたそうです。

中国の江漢大学の周博士が行った実験でも、クルミの抽出物を摂取したラットは、学習記憶能力が有意に高く、クルミには海馬の神経細胞を保護する働きがあることがわかったと報告されています。

抗衰老、精神安定、便秘解消にもアーモンドを

アーモンドは、バラ科の果実の種です。漢方で用いられる杏仁（杏の種）もこの仲間です。アーモンドは、抗衰老の働きがあるほか、精神安定効果（安神効果）がある食材として知られています。含まれる油に、腸管の乾燥を解消する「潤腸《じゅんちょう》」効果があるので、便秘解消にも効果があります。

現代栄養学でも、ダイエット効果、アンチエイジング効果、便秘解消効果があることがさまざまな報告からわかっています。

アーモンドはビタミンE、オレイン酸などの抗酸化力の高い脂質が豊富に含まれているのが特徴です。

また、アーモンドの食物繊維はサツマイモの5倍もあるため、このことも便秘解消に一役買っています。

アメリカで行われているさまざまな実験では、長期に摂取することによって、脂質代謝が改

善するというデータが出ています。

また、西南女学院大学の甲斐達男教授による実験では、アーモンドが血液中の善玉コレステロール濃度に影響を与えないまま、悪玉コレステロール濃度を下げる効果が証明されました。甲斐教授の実験によれば、善玉コレステロール濃度が低すぎる場合は濃度を上げ、高すぎる場合は濃度を下げるという、コレステロール濃度を理想的なレベルに制御しようとする効果があるそうです。

ナッツには前章で紹介したように「納気」の力をアップさせて、呼吸を助ける薬効もあります。クルミとアーモンドを中心に、他のいろいろなナッツやドライフルーツも混ぜると、腎精チャージ・ミックスナッツが作れます。

ピーナッツは皮ごと食べなければ意味がない

ピーナッツは皮に薬効があると言われます。ピンクの薄皮は「花生衣《ホワシヨンイー》」という漢方薬で、中国では必ず皮ごと使います。中国人の先生の自宅に招かれてピーナッツが出たとき、皮をむいて食べたら、「皮ごと食べなければピーナッツを食べる意味がない」と注意されたことがありました。

花生衣の主な働きは止血作用で、血小板減少性紫斑病、再生不良性貧血、血友病などに使われます。骨髄での血小板の造血機能を高め、出血時間を短縮し、血小板の質と量を高めます。最近は日本でも、薄皮に含まれる抗酸化物質のアントシアニンやレスベラトロールが注目され、皮ごと食べることが推奨されるようになりました。

ナツメを1日に3つ食べると老いない

ナツメは、クロウメモドキ科のナツメの果実を乾燥させたものです。アジアで何千年も前から漢方や健康を保つ食材として使われています。

厳密にはナッツ（木の実）ではなく果物ですが、ドライフルーツとしてナッツと一緒に売られていることが多いため、この項でご紹介します。

中国では「一日吃三棗、終生不顕老（ナツメを1日に3つ食べると老いない）」という言葉があります。

日本では奈良時代に、果樹として栽培されています。江戸時代には、薬用として普及していたようです。さまざまな働きがあり、健胃、強壮、増血、鎮静剤、消化不良などの効能で使われました。

非常に栄養価が高く、たんぱく質、脂肪、サポニン、ブドウ糖、果糖、有機酸をはじめ、カルシウム、マグネシウム、鉄、カルシウム等、36種類の多様なミネラルを含みます。

中国医学では、赤い色の食材は血を増やす、血流を整えると言われます。とくにナツメは女性の健康のお守り的存在です。中国に留学していた頃、知り合いが妊娠したとか結婚したというと、お祝いにはナツメをプレゼントするのが習慣でした。

多くの薬効がある中でも、私自身も効果を実感するのは、血を増やす「造血」の働きと「安神」という鎮静効果、抗ストレスです。

「ピーナッツの皮・ナツメ・小豆のスープ」の驚きの効果

知り合いの30代のある男性の話です。

半導体関係の雑誌の記者でしたが、ある時期から、パニック障害、うつ感、漠然とした恐怖感、吐き気、胸のつかえ、疲労感とひどいだるさ、起立性の立ちくらみで立っているのがつらいなど、多くの症状に悩まされるようになりました。

いろいろな病院に行って検査を受けても、異常はないと言われ、病名がつきません。しかし症状は一向に改善せず、分子整合医学（その人の体内で不足している栄養素を調べ、サプリメント・点滴・食事などで補い、病気を治療する方法。オーソモレキュラーとも言う）のクリニックの門を叩きます。

クリニックでは、体内のビタミンやミネラルのバランスの失調を指摘され、栄養のバランスを整えるため、鉄などいろいろなサプリを服用、一時的には改善しますが、最もつらいだるさと起立性の貧血症状がとれませんでした。

そんなとき、半導体の取材で訪れた台湾の書店で見つけたのが薬膳の本でした。

さまざまな病気を治すレシピが並んでいる中に、貧血や立ちくらみ、だるさを治すレシピとして、「ピーナッツの皮・ナツメ・小豆のスープ」を発見しました。

「こんなおやつみたいなものでよくなるなら苦労しないと思いながらも、もうほかに頼るすべもなかった」と言います。

そして、日本に戻り、ナツメを買い、ピーナッツの皮を入れて、小豆と一緒に煮たスープを作ってみたのです。

「おいしく感じました。そして、4日で、もっともつらかった立ちくらみがなくなりました。さらに3週間続けたら、症状がほぼなくなりました」

あれだけ病院通いをしてもダメだったのに、薬も入っていない食べ物で病気が治るなんて……。

大変衝撃を受けたという彼は、その後、薬膳を本格的に勉強し、現在は、ある業界専門誌の会社で、薬膳・漢方薬関連の仕事をしています。

彼が作ったのは「大棗花生米赤小豆湯」という、血の不足を治療する伝統的なスープです。

花生米とはピーナッツのこと。薬膳では、ナツメとピーナッツは、血を増やす相乗効果のある組み合わせとしてよく使われます。

実際に再生不良性貧血や鉄欠乏性貧血などにも、多くの治療例があります。

私の生徒さんでも、妊娠中の貧血で鉄剤を使用してもいっこうに改善しなかった人がナツメを食べることでヘモグロビン値が上がったり、原因不明の漠然とした不安感が解消したりと、ただのフルーツとは思えない実績があります。

スナック菓子の代わりにナツメを

ナツメの成分を水で抽出したものには、抗不安作用、催眠作用、抗ストレス作用が認められています。

マウス実験では不安行動と多動が低下し、人間の臨床研究でも、同時に服用することで精神安定剤の働きを助けるというデータがあります。

ミネラルについては、他の果実に比べれば鉄や亜鉛が豊富に含まれますが、含有量が突出して多いわけではありません。鉄分だけを見ればレバーのほうが上です。

しかし、私自身、ナツメの心身両面における「補血」の働きは鉄剤以上だと実感しています。

それは、ナツメは胃腸の機能を整えて消化吸収を高める働きを併せ持つからではないかと思います。日本人は胃腸がそれほど丈夫ではないので、食べ物の栄養素を吸収させる力を高める薬効を持つナツメの効果が、より発揮されるのではないかと考えています。

ナツメは、貧血の改善のほかにも、冷え性の改善、肌色を明るくする、食欲増進、便秘改善、風邪の予防などにも効果があります。ナツメ特有の単糖類（フルクトピラノサイド）が、花粉症などのアレルギー症状を引き起こす抗体の生成をブロックする作用があることも発見されています。

摂取量は、1日3粒程度、20～30グラムでいいでしょう。

おやつを食べる習慣がある人は、スナック菓子などの代わりにナツメを食べましょう。ナツメは皮が硬いので、そのまま食べるとお腹が張るという人もいます。その場合は、表面に傷をつけて煮だしてお茶にするのがいいでしょう。ナツメを漬けたナツメワインも私のお気に入りの飲み方です。

ナツメはお腹にいいので、韓国人の友人の家では、子どもの夏の麦茶には、必ずナツメを一緒に入れて煮るそうです。

40代以上には、腎精チャージ効果がある煎り黒豆を加え、胃腸の働きを助けるショウガの薄切りも加えて煮ると、さらにパワーアップします。

ベリー――ベリーと名のつくものはすべて腎精チャージ効果あり

クコは不老不死のスーパーフード

薬膳ではベリーと名前のつくものは、すべて腎精チャージの働きがあるとされています。中でも昔から抗衰老の漢方薬として非常にポピュラーなのは、ゴジベリー、クコです。杏仁豆腐の上に載っている赤い実と言えば、おわかりになるでしょう。

主な産地は中国やチベットの乾燥地帯です。寧夏《ねいか》、内蒙古、新疆《しんきょう》、河北、青海《せいかい》、甘粛《かんしゅく》が六大産地と言われ、もっとも質のよいクコがとれます。

「不老不死の実」とも呼ばれ、ヒマラヤの僧侶も健康増進や長寿、スタミナ補給のために、昔からクコ茶を飲んでいたそうです。

最近では欧米でも、アサイー、マキベリーなどと並ぶ栄養価の高いスーパーフードとして注目され、ゴジベリーの名でスーパーなどでも売られるようになりました。スーパーモデルがスムージーに入れて毎朝欠かさないという報道でも話題にもなりました。

目の老化を防ぐ効果の高い杞菊地黄丸にもクコが含まれています。この漢方薬は、加齢に伴う眼の老化、視力低下、黄斑変成症、白内障などの予防に効果があります。

クコの抗衰老効果は、人間だけでなく、動物にも効くようで、私の知る範囲でもおもしろい事例があります。

たとえば、生徒さんが飼っていたチワワの白内障がクコの実を食べることで改善しました。

以前、私の娘は小学校でウサギの飼育係をしていました。2匹飼っているうちの1匹は、おじいちゃんウサギで、ある夏に一気に白内障が進み、目がほぼ見えなくなってしまったそうです。

クコは目にいいということを私から聞いていた娘は、クコを持って学校に行きました。おじいちゃんウサギにあげようとしたところ、ふだんは臆病で人間の手からはエサを食べないのに、クコは自分から寄ってきて、手から食べたとのこと。喜んでせっせとあげ続けていたところ、白内障は治らなかったものの、あちこち抜けていた毛が生えてきて、毛並みがよくなったそうです。

「母ちゃんは、クコは『眼』にいいって言ってたけど『毛』にいいよ」

と娘は言っていました。

クコの実にはゼアキサンチンとルテインが含まれます。どちらも強力な抗酸化作用があり、体の細胞や肌を活性酸素や紫外線から守ってくれる働きがあります。とくに網膜の中心である黄斑部や水晶体には、多くのルテインやゼアキサンチンが存在しています。

クコを積極的にとることで、黄斑の老化によって起こる「黄斑変性症」に効果があることが報告されています。

そのほかにも、クコには、たんぱく質、抗酸化物質、必須アミノ酸、20種類以上のビタミンやミネラルを豊富に含んでいます。スーパーフードと称されるゆえんです。

体の酸化を防ぎ目にもよいクコ

私がとくにクコに興味を持ったのは、２０１１年の原発事故のときでした。私も含めて、幼い子どもを東京で育てていた親はみんな不安を抱えている時期。被ばくを防ぐ漢方薬や薬膳の研究がないか、中国から書籍を取り寄せて調べたのでした。

中国は核保有国なので、漢方薬に放射線を防ぐ効果がどの程度あるかという研究などもされています。

中国の軍関連の出版社から出版された研究書には、放射線を防ぐ食材の1つとして、クコの実験データが示されていました。

吉林大学の研究者が行った「クコの放射線による損傷を防ぐ作用についての実験」です。寧夏産のクコを10倍の水に浸してすりつぶして濾過したものを、1日1回ネズミに飲ませ、その後放射線の照射を行うことを7日間続けたというものです。

その結果、放射線による白血球の減少と染色体異常を示す値が有意に低下し、クコに骨髄細胞の増殖を活性化させる働きがあることが明らかになったと報告されています。

放射線を照射すると、体内に大量のフリーラジカルが発生し、脂質の過酸化が進みます。クコには、このフリーラジカルを除く、つまり、体の酸化を防ぐ力が相当あると考えられます。

老化に関わるところでは、クコに含まれる多糖類には、免疫力を高める効果や、抗腫瘍効果が認められています。また、男性の精子の活動率を上げ、精子の異常率を下げるという報告も見られます。

薬膳では抗老化には欠かせない食材で、『神農本草経』には以下のように記載があります。

「枸杞《クコ》を久しく服用すれば、筋骨が強くなり、寒さ暑さに耐えることができ、身が軽くなり、老いない。漢方薬の中の上品である」

今すぐクコを食べたくなるような文章です。実際に私の教室でも、継続して食べることで、目の症状がよくなったり、肌の保湿や透明感など「見かけ」を老けさせない効果を実感する人がたくさんいらっしゃいます。

食べ方は、1日5～10グラム程度（20～60粒）でいいでしょう。

クコの保湿の効果を期待するときは、「酸味＋甘味」の組み合わせが、効果を高めます。少量の酢を加えて冷蔵庫で保管すると長持ちして、ジュース、サラダなどにすぐに使えます。

乾燥したものは携帯しやすいので、オフィスでのおやつにしたり、ナッツやナツメと混ぜて食べるのもいいでしょう。

赤や黒のベリーにはポリフェノールが豊富

ベリーにはほかにも、ラズベリー、マルベリー、ブルーベリーなどがあります。ラズベリーは覆盆子《ふくぼんし》、マルベリーは桑椹子《そうじんし》という名前の漢方薬にもなり、腎精チャージの効能を持ちます。

赤や黒のベリーはポリフェノールの1種であるフラボノイドやカロテノイドを多く含み、体の酸化を防ぐ働きがあります。

また、鉄などのミネラル、ビタミンCなども含まれるので、朝のフルーツに好みで追加していくと、食卓が豊かになります。

ポリフェノールは加熱によって壊れやすいと言われます。ベリーの種類や熟し方やポリフェノールの種類によっても違いますが、ジャムなどではなく、冷凍したものなど、できるだけ生に近いかたちでとるほうがよさそうです。

骨つき肉――中国医学の名医は毎日食べている

薬膳では肉は骨つき・皮つきが基本

薬膳では、家畜の骨つき肉は骨と精を補い、皮は皮膚を補うとされています。腎精チャージに、手羽先や豚足は欠かせません。薬膳の考え方では肉は、骨つき、皮つきが基本です。中国では日本のような薄切り肉は売っていないので、自然と皮や骨を多用することになります。

医学的には、コラーゲンやゼラチンを食べても、そのまま肌に届くわけではないというのが定説です。たしかに摂取したコラーゲンがすべて、顔の皮膚に行くことは保証できないですし、今の科学でその実証は、不可能かもしれません。

ですが、私がお会いした中国医学の先生方が、毎日豚足を食べてつやつやの肌をキープしたり、骨つき肉を食べて元気に過ごされているのを見ると、古人の経験と実感は、まんざらウソではないと思うのです。

実際、骨つきの手羽先肉を山芋など腎精チャージ食材と一緒に煮込んだ料理や、丸鶏にもち米・栗・ナツメなどの木の実を使ったサムゲタンを作ると、翌日ほとんどの人が、肌のしっとり感や手足の温熱感を報告されます。

数年前に、生徒さんたち30名と冬の北京に中国医学の体験ツアーに出かけました。そして、薬膳料理の1つで、コラーゲンの豊富なフカヒレを腎精チャージ効果のある漢方薬材と一緒に煮たスープを飲みました。

すると翌日、バスの中で、みなさんの顔のつやがよくてびっくりでした。とくに50代以降の女性陣は、その効果を実感されたようで、「先生、私、今日はほうれい線がないです！」とうれしそうでした。

もちろん効果は永続的ではなく、羽田につく頃には、残念ながら、もとのお顔に戻っていました。でも、日常的に肉を選ぶときに、なるべく骨つき肉を心がけることが、お肌のためには効果的ということではないでしょうか。

スープにすれば骨密度だけでなく骨質も高める

また、骨や貝殻に含まれるカルシウムは、簡単には煮汁には出ないから意味がないとも言われますが、こちらも、長く煮込むことで、煮汁に出てくることが期待できます。

柴胡《さいこ》加《か》竜骨牡蠣湯《りゅうこつぼれいとう》という、イライラや自律神経失調に効果のある処方の漢方があります。竜骨（古代哺乳動物の化石）と牡蠣の殻という天然のカルシウムなどのミネラル豊富な生薬が配合されています。この漢方の精神安定効果の一部は、溶け出したカルシウムによると言われています。

骨に含まれるカルシウムは、弱酸性にすると、煮汁に溶け出しやすくなります。つまり酢や酸っぱい果物（レモン、梅干）などと一緒に煮込むといいわけです。

昔から和食では、イワシの梅干煮、アジの南蛮漬けなどの料理がありました。中国でも、産後の女性や年配の方は鶏肉や豚足、鶏のもみじを黒砂糖、黒酢、しょうゆで煮て常備菜にして、日常的に食べるという工夫があります。このような古人の知恵には驚くばかりです。

第1章で登場した李先生は、スープを作るためのダシをとるときに、他の料理で使った骨を乾かしておいて、必ず一緒に煮るそうです。「何度も使えて、資源の節約。さらにカルシウムもとれる。言うことなし！」と見せてくれた骨は、穴が開いてほぼスカスカになっていました。

私の師でもあるつみ草研究家の竹内博先生は、70代に入られてから足腰が弱くなり、膝の痛みが強くなりました。それを改善するために、ご自身であえて、膝に負荷をかける運動をされ、牡蠣の殻を少量の酢で煮た汁を食事に使うなどの食養生の工夫をされています。

現在77歳ですが、私が知り合った5年前より黒髪が増え、若々しくなられました。膝の痛みも消失し、元気に生活しておられます。

最近の彼からのメールでは、こんなふうに書かれていました。

「レントゲン写真では、年齢不相応に骨は若いそうです。体内年齢60だそうです。栄養、運動、労働等の生活習慣改善で骨密度を高いレベルに維持することは可能と考えています」

人間の骨の健康は、骨密度だけでなく、「骨質」と言われる骨の丈夫さによっても決まります。

コラーゲンは、骨質を高めるのにも効果があります。コラーゲンを豊富に含む食材で丈夫な骨のベースを作り、カルシウム、マグネシウム、ビタミンDなどのミネラルをとることで、骨の強度を上げることができます。

とくに第5章で紹介する「骨つき鶏肉のスープ」のレシピを活用すると、これらの栄養を1つの料理でとることができます。

骨や皮のついた肉をチョイスすること、調理に酸性のものを使うこと。骨つき、皮つきの肉を使うのはめんどうくさいかもしれませんが、おいしくて作り置きできるなら、楽しめそうではないですか。

魚介類——魚離れなんてもったいない

精力減退にはドリンク剤よりシジミのスープ

薬膳では、魚介類にも腎精をチャージする働きがあるとされています。

第2章のチェックシートで腎陰が不足していた方には、とくに必要な食材です。

イカ、タコ、ホタテ、牡蠣、アサリ、シジミ、アワビなどは、体に栄養を与える血液や潤いを与える腎陰（血液以外の体液）を増やす働きがあります。

陰液が不足すると、潤い成分が不足して生命活動で生まれる熱を鎮めることができなくなったり、体が亢進状態になるため、疲労感が強くなったりします。血が不足すると皮膚や器官で栄養不足の状態が現れます。陰液や血の不足は、容貌がやつれるなど、見た目の老けの原因にもなります。

魚介類の効果は、更年期ののぼせ、ほてりを鎮める、肌や髪の乾燥を潤す、容貌の衰え、やつれなどを解消する、寝汗を鎮める、血圧の上昇を抑える、疲労感の軽減、精力をつける、ストレスを軽減し、精神を安定させるなど、多岐にわたります。

個別の食材について言うと、ホタテは、保湿と血圧降下。アサリやハマグリは、血を増やして、精神を安定させ、疲労を回復する。シジミはストレスから肝臓、胆嚢《たんのう》を守り、精神を安定させ、疲労感を回復させます。

牡蠣は最強の腎精チャージ、血のチャージ、精力強化剤です。イカ・タコは血を増やし、保湿と疲労回復などの効能があります。

現代栄養学的に見ると、魚介類には骨や肌の強化に役立つコラーゲンや、貧血を防ぐミネラルが豊富に含まれます。

ホタテは赤血球の新生に必要な葉酸が豊富です。シジミやアサリには、赤血球の原料になる鉄分が多く含まれます。

イカ、タコには、疲労回復に有効なアミノ酸、タウリンが含まれ、シジミにもオルニチンというアミノ酸が含まれます。

牡蠣は、生殖器の機能を上げるミネラル亜鉛の宝庫で、男性の加齢による精力減退や精子減少などに効果的です。

第2章で、男性の加齢は精力の減退や前立腺の症状として出るとお話ししました。

このようなとき、市販のドリンク剤を多用するのは避けましょう。市販の栄養ドリンクには、腎陽を補って興奮を促す漢方薬やハーブ、そしてカフェインが多く入っています。

飲むと体が熱くなったり、瞬発力が出たりして、元気になったように感じるのですが、その数時間後に、かえって疲労感が強くなったと感じることはないでしょうか。確かにドリンク剤に含まれる無水カフェインには鎮痛作用や覚醒作用があって、飲んだ直後は疲労感が薄まるのですが、疲労自体が解消されるわけではないからです。

腎の潜在的な力は、腎陰を補うことによって高まります。その方法の1つが魚介類を使った料理やそのスープを飲むことです。

「いつも疲れて、ドリンク剤をよく買っているんです」という方には、「500円のドリンク剤を買うのなら、500円分のシジミを煮て、スープだけでも飲んで」とお話しします。

ドリンク剤のように興奮することはありませんが、継続していくことで、多くの方に、体力の持続や疲れにくくなるのを感じていただいています。

すっぽんも腎陰に効果的な食材です。自分でさばくのは難しいけれど、缶詰やレトルト食品ならスーパーや大手のデパートで手に入ります。温めたり、ご飯を入れて雑炊にしたりするだけで、手軽に腎精チャージの薬膳ができます。

エビは殻にも栄養がいっぱい

薬膳では、エビは腎陽をチャージする食材。新陳代謝をアップして、体を温めます。

とくにエビの殻には、栄養がいっぱいです。赤い色素はアスタキサンチンという抗酸化物質で、体の老化を防ぐ働きがあります。

カルシウムも豊富で、干しエビのカルシウムの含有量はトップクラスです。日本ではアミエビが比較的安く手に入りますので、ぜひ、エビを殻ごと使ってチャージ力を高めましょう。第5章のレシピでは、忙しい人にピッタリの、アミエビを使った「腎精チャージふりかけ」を紹介しています。

青魚、サケは日本ならではの薬膳食材

実は中国の薬膳に青魚やサケなどの食材は出てきません。海洋国日本ならではの食材です。

カツオ・サバ・イワシなど青魚に含まれる油DHAやEPAは、オメガ3不飽和脂肪酸で、血液をサラサラにして、血栓症を予防する、悪玉コレステロールを低下させるなど、動脈硬化の予防や、心疾患や脳梗塞の予防になります。さらに、脳血流を促進させ記憶力を高める、うつや不安感などを軽くするなど健脳の働きもあります。腎精チャージにはうってつけの食材と言えます。

サケは、オメガ3不飽和脂肪酸のほかに、エビの殻に含まれるのと同じ、抗酸化物質のアスタキサンチンを含みます。サケはもともと白身の魚ですが、産卵のときに川を遡上するという激しい運動に耐えられるようにアスタキサンチンを備えています。肉質にアスタキサンチンを持っているのは、サケだけです。

しかし、養殖のサケは、アスタキサンチンがないため、飼料に色素を添加して色をつけます。サケの腎精チャージ効果を期待する場合は、ぜひ天然のサケ（アラスカ、ロシア産の紅ザケなど）を求めるようにしてください。

最近の魚離れと価格の高騰で、サバ、イワシなどの青魚を食べる機会が減っています。忙しい世代は、缶詰でも効果がありますので、週1、2回は食べるようにしましょう。

カツオダシの汁物で疲れがとれる

疲れたときに、カツオ節のダシが効いた汁物を食べると、疲れがとれたりするように思うことはありませんか。

カツオ節は青魚のカツオを加熱してから乾燥させ、カビづけをした保存食品です。ダシをとるための調味料としてだけではなく、抗老化の側面からも優れた食材です。

カツオ節は、製造の過程で、体に有益な成分が産生され、疲労回復効果やストレスを軽減する効果があることがわかっています。

ラットの実験で、カツオダシを長期的に服用させたところ、抗不安行動が減少したり、縄張りを侵したほかのラットに対する攻撃性が著しく低下するなど、不安を抑制する効果が見られたそうです。

人を対象にした実験でも、カツオダシを摂取することで、末梢血管の血流量が増え、肩こりや目の疲れなどの症状が改善された、怒り・敵意、混乱、抑うつ・落ち込み、疲労、緊張というマイナスの感情が改善され、さらに活気というプラスの感情が増加したという研究があります。

日本だからこそ手に入る海由来の食材にも腎精チャージ効果があるのは、大変うれしいことです。

黒い食材――黒い色には若返りの効果あり

薬膳では体の各臓器に効果的な色があると考えられています。

腎精をチャージし、若返りの効果がある食材は、黒い色の食材です。

薄毛に悩んだ西太后も食べた黒ゴマ

黒ゴマは現代の中医薬草事典では共通して「肝腎滋養を与え、腸を潤し、髪を烏のように黒くし、血を補い、長期に食べると老いない」と記されています。

肝腎要という言葉のとおり、肝と腎は人間の老化にもっとも関係が深い臓器です。ゴマは、肝に血液を補い、腎に「腎精」を蓄える食材です。

黒ゴマは漢方薬の1つでもあり、美髪の薬効があることでも知られます。髪の毛は血余と呼ばれ、肝の血や腎精が不足すると、白髪、薄毛、脱毛などが起こります。西太后が薄毛に悩んだときの処方として、黒ゴマの入った漢方薬を侍医が処方しています。

黒ゴマに限定した実験ではないですが、老化を促進させたマウスにゴマを食べさせる実験を行ったところ、明らかに老化を抑制する効果が認められ、とくに、毛並みを著しくよくすることがわかったと言います。

実際に、ゴマを食べることで、髪が黒くなったりつやが出たりすることを実感する人もいます。

私の生徒さんでは、70代の女性で真っ白な髪が美しかった方が、私のクラスに参加するようになって、腎精チャージにと、朝食に食べていた食パンのはちみつを黒ゴマペーストに替えたところ、顔まわりの生え際から、ハチマキのように黒い髪が生えてきました。

「若返るのはうれしいけれど、ごま塩頭になるのは複雑……真っ黒か、真っ白かどちらかにしたいのですが」と聞かれたことがありました。でも、黒くするお手伝いはできても、白くするお手伝いはできないんですよね。

黒ゴマには潤いを増やす働きがあり、ぱさつきがちな髪をしっとりさせます。この潤い効果は髪だけでなく、肌や腸管に与える影響もあり、乾燥からくる肌のかゆみや腸管の乾燥からくる便秘にも効果があります。

シニア世代は、秋口から肌がかさついて、かゆみがひどくなったり、習慣性の便秘で、便がウサギの糞《ふん》のようにコロコロして出にくくなることがあります。

これは、薬膳では、血の不足から来るものと考えます。そのような場合には、黒ゴマ粉末にクルミを潰したものを、朝の豆乳ドリンクに混ぜて飲んだり、和え物にしっかり使ったりするのがおすすめです。

ゴマはミイラの防腐剤にも使われた

ゴマには抗酸化作用があるため、古代エジプトでは、ミイラの防腐剤としても使われていました。ゴマに含まれるゴマリグナンは、セサミン、セサミノール、セサモリンなどの抗酸化物質の集まりです。体内の脂質の酸化を防ぐ働きがあります。またゴマリグナン以外に、体の酸化を防ぐビタミンEやアントシアニンも、豊富に含んでいます。

中国医学でもゴマは伝統的に抗老化食材として認知されており、抗老化についての実験も数多く行われています。

意図的に老化状態を作り出したマウスで実験したところ、黒ゴマとクルミのエサを食べたチームでは、有意に抗酸化活性（ＳＯＤ活性）が高くなっていました。

白ゴマと黒ゴマを比べると栄養価に大きな違いはありませんが、黒ゴマには、抗酸化物質のアントシアニンが含まれます。

『本草綱目』には、「気を増やし、肥肉を長じ、髄脳を塡じ、筋骨を堅くし、耳目を明らかにし、肺気を補い、心驚を止め、大小腸を利し、久しく服すれば老いず」とあります。

少しずつでも長く続けるのがコツです。すりつぶすことで、栄養分を吸収しやすくなるので、すりゴマやねりゴマを常備して使いましょう。

更年期障害、骨粗しょう症ほか黒豆の多彩な薬効

黒豆にも多彩な薬効があります。

薬膳では、不老延年の腎精チャージの食材として、専門書でも頻繁に紹介されています。主な効能は、補腎（腎精チャージ）、補血、活血、利水です。

とくに黒豆の薬効は皮にあり、「黒豆衣」と呼ばれる漢方薬になっています。

黒豆の魅力的なところは、利尿作用と補血作用の両方があることです。腎臓の機能を上げ、水分代謝を改善してむくみをとり、尿の出をよくする働きと、足りない水分（血液）を体に補い、肌の乾燥を改善する働きがあります。さらに、加齢によって起こりやすい血流障害を改善する効果（活血）もあります。

『本草綱目』の中には、顔面や身体のむくみには、黒豆1升を水5升で煮て、煮汁が3升までになったら酒3升を加え、さらに3升になるまで煮詰めたものを3回に分けて温服する処方が紹介されています。

現代栄養学でも、黒豆には抗酸化物質の1つであるアントシアニンが含まれ、体の酸化を防ぐ効果があるとされています。また黒豆に含まれるイソフラボンには、女性の更年期障害の発現や骨粗しょう症を防ぐ働きがあります。

黒豆は、もともと日本でも薬用として食べられており、さまざまな実験結果が出ています。

たとえば、黒豆納豆を使った更年期の不定愁訴への影響を調べた岡山大学の研究があります。48～68歳の女性ホルモンを使用していない女性に行った実験で、黒豆納豆50グラムを4週間毎日食べてもらったところ、更年期症状の数が有意に減少していたそうです。とくに「背中や肩が痛む」「汗をかきやすい」という症状が和らいだ人が多かったそうです。

ほかにも、黒豆の煮汁を使ったQOLに及ぼす効果の実験でも、体調全体、便秘、こり、疲れ、お腹の調子、睡眠などが改善しているほか、流れにくかった血流が流れやすくなったという結果が出ています。

また、本態性高血圧（原因がわからない高血圧）の患者さんに対しても、飲用することで、収縮期・拡張期のどちらの血圧も下がったという結果が出ています。

黒豆のアントシアニンは水溶性なので、水で抽出した煮汁を服用する、黒豆茶として飲むなど、煎じ液を一緒に食べることができる方法がおすすめです。

黒豆と同じく、腎を補う効果のある骨つき肉と一緒に煮て食べるのもおすすめです。肉と豆という違う種類のたんぱく質を一緒に食べることで、アミノ酸バランスも高まります。

薬味とスパイス――腎精を間接的にチャージする強い味方

「インド人に認知症が少ないのは、カレーの効果」という報道が以前ありました。ターメリックに含まれる「クルクミン」がアルツハイマー病を防ぐ効果があるということでした。

それ以前からも、インドで使われるカルダモン、シナモン、フェヌグリークなどのスパイスやハーブには、認知症のほか、心臓病を抑える可能性があることを示唆するデータが出ています。

中国医学では、スパイスは、薬用、食用の両用として使われているものがほとんどです。もっとも古い薬膳スープで薬として使われたのは、シナモンやクローブ、ショウガでした。

中国は、肉を、内臓も含めすべて食べる文化です。そのため肉をやわらかくし、毒素を消し、消化を高め、臭いを消す効果のある、香りの強いハーブやスパイスが日常的に使われてきました。代表的なのが、八角、シナモン、ショウガ、ニンニク、ナツメグ、クローブ、ウイキョウ、陳皮、花椒《ホワジャオ》などです。

前にもお話ししたように、かつては漢方薬局で、「肉料」と言われる、これら数種類のスパイスや漢方薬を混ぜ合わせたものが季節に合わせて売られていました。中華料理でポピュラーな五香粉もその一種です。

このスパイス類は、実は早いうちに日本にも伝わっているのですが、日本では定着しませんでした。日本は島国で、新鮮な魚介に恵まれ、生魚が中心、肉はあまり食べなかったからです。肉料のようなスパイスよりも、素材の味を引き立て、生魚の殺菌、解毒、殺虫効果が高い、香りもあまり強すぎない薬味が好まれました。シソ、ミョウガ、ワサビ、柚子皮、ネギ、大根、山椒などです。

しかし、中国の肉料と日本の薬味には、共通点があります。それは、どちらも芳香を持ち、薬膳の食材分類としては、「辛味」の食材であるということです。

辛味の食材の特徴は、「体のエネルギーや血液の流れをよくすること」、そして、芳香によって、「消化液の分泌を高め、吸収をよくし、消化を促進すること」です。

以前お話ししたように、中国医学では「脾」という消化の働きを重要視していて、脾で消化できたものだけが栄養になり、消化できなかったものは、毒になります。脾の働きを促すのが、スパイスや薬味のような「辛味」の食材なのです。

ショウガ焼きのすりおろしショウガ、さんまの横につける大根おろし、刺身のワサビ、豚肉の角煮の八角、シナモンも、体にとっては薬です。

薬味は直接腎精をチャージする食材ではありませんが、「脾」で日々新たに作られるエネルギーと血が、常に腎精をチャージしています。

薬味やハーブ、スパイスで脾の吸収を高めることは、質のいいエネルギーと血を作り出すことで、間接的に腎精をチャージすることになるのです。

また、スパイスやハーブには、血流を促進する効果や抗酸化効果があります。常食することで、40代以降に起こりやすい、「瘀血（血液が汚れて、粘性が増すこと）」を取り除き、血流をスムーズにする働きもあります。

魚や肉を食べるときに、そのまま食べずに、薬味やスパイス、ハーブを使う。それだけで健康効果が増す、とても手軽な腎精チャージ方法です。

とくに第2章のチェックリストで腎陽不足タイプに該当した方は、これらの食材をたっぷり使いましょう。生大根を除くと、ほとんどが、温性で体を温める性質と、水分代謝を上げる働きがあります。

お茶などに入れてチャイ風にするのもおすすめです。

第5章 超簡単レシピで腎精チャージ生活

薬膳生活を始めた56歳男性に聞いてみた

タバコ1日20本、野菜もほとんど食べなかった5年前

この章では、外食が多く、ふだんあまり料理をしない人でも日々の食生活で実践できる、腎精チャージのための薬膳レシピをご紹介します。

その前に、「薬膳なんて、やっぱりめんどうくさそう」と思っている方のために、男性で薬膳を生活に取り入れた加藤さんのケースをお話しさせてください。

加藤さんは、私がコンサルティングをさせていただいている関西のフードサービス会社、㈱マルタマフーズの統括マネージャーで、56歳です。

初めてお会いしたのは5年前。スタッフのみなさんと焼き肉を食べに行ったときには、肉をほかの人のために焼くばっかりで自分はほとんど食べない、顔色の悪い男性という印象でした。

そんな彼が、今は薬膳を毎日食べるのが当たり前という生活になったそうです。

なぜ薬膳を始めたのか、それにより心身にどんな変化が起きたのかについて、お話ししてもらいました。

――5年前は、どんな生活でした？

1日にアイスコーヒーなら2リットルぐらいは飲んでいました。タバコは1日20本。野菜は嫌いでほとんど食べない。酢の物も果物もNG。食べる芋類はフライドポテトだけでした。

――なぜ薬膳をとり入れることにしたんですか？

仕方なかったんです。会社で阪口先生の薬膳をとり入れることになり、販売企画室で試作調理を任されていたから、レシピを現場向けに試作して、試食をしないといけなくなったんです。でも薬膳なんて、まずいんちゃうのと思ってました。

――まずかったですか？

ところが、実際食べてみたら、案外いけるやんと思った。長芋のフライドポテトとか、黒ゴマでケーキを作るとか、僕が思っている薬膳のイメージと違っていた。

それで、家に本を持って帰って、「会社で薬膳やってるねん」って奥さんに話したら、家でもやってみようかということになって、家で作ってくれるようになりました。

夏だとウリ科やナス科の、薬膳でよく登場する食材が出てきました。「うわー食べられるかな」と思いましたが、出されたものを残すとケンカになるから、最初は仕方なく食べていたら、だんだん慣れてきて、まんざらでもないなという感じになりました。

――2年半ぐらいたった頃に、タバコを止めましたよね？

頭痛と歯痛があって、ほぼ毎日鎮痛剤を飲んでいたから、タバコを止めてみようと思い立ちました。

口が寂しいので、食事に野菜が出てきても、残さずに食べるようになりました。そしたら、今まで毎日1袋食べていたスナック菓子も自然に食べなくなった。タバコとコーヒーを減らしたら太ってきたので、ジムに通い始めて、ときどき汗を流すようにもなりました。

――ここ1年ぐらいで変化はありましたか？

阪口さんにすすめられてもどうしても苦手だったドライフルーツやレーズンが、不思議とおいしく感じられるようになってきました。果物や酢の物も今は食べますね。梅干しと納豆以外は、何でも食べられるようになったことに、自分でもびっくりしています。

心と体が軽くなり、タフになった

――5年前と今で体調の変化はどうですか？

以前は、血圧が高めで130－100ぐらいだったのが、現在は120－80ぐらいで安定しています。頭痛、歯痛も起きなくなったから、鎮痛剤は飲んでいません。

以前は腰痛がひどくて1年に数回は起き上がれなくなって会社を休んでいたんですが、それも今は、ほとんどないです。

何が変わったって、「これが改善した！」っていう劇的なものではないんですが、心、気持ち、体が軽くなったというのが、一番の変化ですかね。

「超」がつくほどのネガティブ思考だったのが、ポジティブとまでいかなくても、考えこまないようになっている。朝から晩まで仕事しているのは以前と変わらないのに、疲れがたまった感がないんです。心と体が何となく、いつもライトなんです。
風邪をひきかけたときの回復力とかは、以前と比べものにならないです。タフになりました。

——何がよかったんだと思いますか？

継続したことかもしれませんね。とりあえず、食べられそうなものから食べてみたら、案外いけるやんから、おいしいやんに変わり、そのまま食べ続けていると、それがないと寂しいと思うようになって、最後には自分から買うようになりました。それとともに体や心が変わってきた感じです。

食は継続すると、もともとの嗜好《しこう》も変わるんですかね？

——やってみてよかったですか？

5年前より今のほうが年をとっているけど、5年前の自分に戻りたいとは思いませんね。
あのときより、今のほうがマイナスになっているものは何もないです。

手の込んだことをしないから続けられる

――加藤さんが毎日の食事でとり入れている薬膳は何ですか？


黒豆は蒸したパックが常に家にあります。サラダに入れたり、豚肉のショウガ焼きをしたら、そのたれに絡めたり、めんどうなときはそのまま味つけなしでもいきます。

甘味料ははちみつです。ドレッシングにも混ぜたりします。

赤飯が好きなんで、代わりに同じもち米の黒米を炊いて食べます。

夏はウリ科のものを食べる、秋は果物、冬は根菜を食べるとか、季節のものを食べるのは意識しますね。

ゴマは、いろんなものに入れます。コンソメにすりゴマを入れたり、肉にまぶして焼いたり。

薬膳の入り口ってところですかね。

手の込んだことは、あんまりしてません。


――私から見た加藤さんの変化は、とにかく顔色がよくなって、肌がきれいになったこと。もともと楽しいおしゃべりをされる方だったのですが、もっと少年っぽくなられて、５年前よりも今のほうがずっと若いです。加藤さん、これからも薬膳生活を続けて、お元気でいてください！

●骨つき鶏肉

基本のスープ

鶏手羽先12本ぐらいを洗って、干しシイタケ2、3個、昆布10センチ角1枚、ニンニク1かけ、酢大さじ1と一緒にたっぷりの水に入れて煮る。沸騰したら、アクをとって（油はとらない）、弱火で1時間ほど、やわらかくなるまで煮る。このまま密閉容器に入れて、冷蔵庫で保存。

中華風スープ

手羽先を煮込んだスープにシメジやシイタケを加え、中華ダシ、酒、塩で味を調える。仕上げにすりゴマを振る。

鶏肉の辛味照り焼き

手羽先を取り出す。フライパンにゴマ油を熱し、手羽先を皮目から焼いて焼き色をつける。豆板醤・みりん・しょうゆを混ぜ合わせて加え、手羽先に煮からめる。好みで白ネギの千切りを載せる。

手羽先カレー

玉ネギ、人参、ほか、好みの野菜を一口大に切ってキャノーラオイルで炒める。手羽先を煮込んだスープごと加える。野菜がやわらかくなったら、カレー粉、塩で味を調える。市販のカレールーを加えても。

●山芋(長芋)

長芋ステーキ

長芋を皮ごと7ミリぐらいの厚さに輪切り。フライパンにオリーブオイルを熱し、長芋を入れて焼く。ひっくり返して、ニンニクのみじん切りを加える。酒、しょうゆを入れて混ぜ合わせて完成。

長芋フライドポテト

長芋を皮ごとスティック状に切る。油で揚げる。青のり、塩を振る。

スチームポテト

山芋を縦に半分に切る。蒸し器でやわらかくなるまで蒸す。岩塩、または市販のアンチョビペーストを添えて。

山芋粥

山芋をさいの目に切る。米2分の1合と山芋に、炊飯器のお粥モードの目盛りに合わせて、水を加え、お粥モードで炊飯する。黒ゴマを振る。

●海藻

ワカメナムル

カットワカメ（多め）を水で戻して、軽く絞る。フライパンにゴマ油とニンニクのみじん切りとトウガラシの輪切りを加えて炒める。ワカメを加えて炒める。塩、酒で味を調えて、すりゴマをたっぷり加える。冷蔵庫で3日ぐらい保存できる。

ナメコモズク汁（洗浄モズクを使用）

水、中華ダシ、ナメコ、モズクを入れて火にかけ、沸騰したら、塩、ゴマ油を加える。

そのままモズクサラダ

レタスなどの生野菜に、長芋の千切り、モズク、好みのナッツ（適宜刻むか砕く）とジャコを載せる。和風かゴマのドレッシングで（196ページの腎精チャージふりかけをかけてもよい）。

モズク卵

卵を割りほぐし、モズク、ダシしょうゆを入れて混ぜ合わせる。キャノーラオイルを入れたフライパンに流し入れて焼く。

切り昆布サラダ

玉ネギを薄切りにして、軽く塩もみして水気を絞る。生の切り昆布、玉ネギ、オリーブオイル、レモン汁、しょうゆ、カツオ節を加えて混ぜ合わせる。好みでツナ缶を加えても。

●キノコ

キノコ麻婆どんぶり

シメジ、マイタケ、エノキなどを石づきを切り落としてほぐす。フライパンにキャノーラオイルを熱し、ニンニクのみじん切りを炒め、ひき肉を加える。キノコを入れて、豆板醤、しょうゆ、味噌で味を調える。市販の麻婆だれでもよい。ご飯に載せる。

デトックスラーメン

キクラゲを戻して、適当な大きさにちぎる。シメジをほぐす。鍋に水を沸かして、キクラゲ、シメジ、麺を煮る。ショウガのすりおろしを加える（チューブのショウガでもよい）。

エノキラーメン

エノキは石づきを切ったら適当にほぐした後広げて、フォークで細かくほぐす。熱湯を沸かし、エノキ1袋、袋麺を半袋入れて煮る。

キノコマリネ

キノコを多めに準備（シメジ、マイタケ、シイタケなど）。
フライパンにキャノーラオイルとニンニクのオイル漬け少々、輪切りトウガラシを加え火にかける。香りが立ったら、キノコを加えしんなりするまで炒める。火を止めてポン酢を加えて冷ます。冷蔵庫で4～5日保存できる。

⇓キュウリとキノコの和え物
ビニール袋にキュウリと塩少々を入れてたたく。そのまま2分ほどおいて水気を絞る。キノコマリネと和え、ラー油、山椒をかける。

⇓キノコとワカメのサラダ
レタスをちぎって、戻したワカメと混ぜる。キノコマリネを載せて混ぜ合わせる。ナッツを適宜刻むか砕いて散らす。

⇓サケのソテー・キノコソース
サケに塩、コショウを振って、強力粉少々を振る。フライパンにオリーブオイルを入れて、こんがり焼く。キノコマリネを上から載せる。

⇓キノコ飯
キノコマリネを炊いたご飯に混ぜる。刻み海苔を載せる。

●ナッツ

ナッツのメープルシロップがけ

フライパンでローストナッツ60グラムを弱火で3分ほど炒る。メープルシロップ大さじ2、すり黒ゴマ大さじ1を加えてからませる。火をとめてりんご酢小さじ2を加え混ぜる。

自家製ナッツミックス

ナツメ、クコ、クルミ、アーモンドを混ぜて、密閉できる缶に入れる。

クルミ飯

米2合を研ぎ、炊飯器にクミンシード大さじ2、分量の水を入れ、コンソメ1個を溶かして加える。普通に炊飯して、炒ったクルミを刻んで混ぜる。

●ベリー

ベリーのおやつ

冷凍ベリーを用意。乾燥したクコ、黒豆の甘煮、はちみつ少々を混ぜて自然解凍する。そのまま食べる。

クコのビネガー漬け

クコはざるに入れて熱湯で湯通しする。バルサミコ酢（りんご酢でもよい）、水、各少々を加えて混ぜて、しばらくおく。冷蔵庫で5〜6日保存できる。そのまま食べても、ヨーグルトなどのトッピングにも。

●ナツメ

ナツメのおつまみ

大ぶりなナツメを縦半分に割って種を取る。炒ったクルミを挟む。同じ要領で、カッテージチーズとショウガの千切りを挟む。

ナツメのワイン漬け

ナツメを熱湯でさっと洗う。びんにナツメを入れて、ひたひたの赤ワインを注ぐ（安いものでよい)。3日ほどすると、ナツメがワインを吸う。夜のリラックスタイムに。

●腎精チャージふりかけ

アミエビ・アオサ海苔・ジャコ・黒ゴマ・焼き塩を用意する。

アミエビとジャコはフライパンで香ばしい香りが立つまで炒る。材料を全部混ぜ合わせて、密閉びんに保存する。

⇓ご飯に振りかける。

⇓青菜炒めに。フライパンにキャノーラオイルとニンニクのみじん切りを入れて火にかけ、切った青菜(青梗菜《チンゲンサイ》など)を炒める。腎精チャージふりかけで味を調える。

●魚介類

サバ缶のミネストローネ風

玉ネギ、人参、ピーマンをみじん切りにする。ニンニクのオイル漬け、玉ネギをオリーブオイルで炒め、ほぐしたサバの水煮缶と人参を加える。カットトマト、味噌、塩、ピーマンのみじん切りを加えて煮る。
⇓サバのミートソース風パスタ
ゆでたパスタにミネストローネを加えて、からませながら炒める。塩、コショウで味を調える。

焼きネギとサバ缶のおつまみ

白ネギはトースターでこんがりと焼く。斜めに切って、サバの味噌煮缶、すり黒ゴマと混ぜる。

イワシ缶とクレソンのパスタ

パスタ（スパゲティなど）をゆでる。

フライパンにオリーブオイル、ニンニクのみじん切りとトウガラシの輪切りを加えて炒め、イワシの水煮を汁ごと入れてほぐす。塩、コショウで味を調え、パスタを入れ、クレソンを刻んでさっと混ぜる。

シジミ自家製栄養ドリンク

安いときにシジミをたくさん買う。水、ショウガの絞り汁、酒と一緒にコトコト煮る。身は食べなくていい。そのまま冷やして飲むか、多い場合は冷凍しておく。疲れたときに飲む。

台湾風アサリ炒め

砂出ししたアサリ、酒、輪切りトウガラシ、ニンニクのオイル漬け（204ページ）を鍋に入れて火にかける。沸騰したら、蓋をして弱火でアサリの口が開くまで火を通す。ナムプラー（薄口しょうゆでもよい）を振り入れ、パクチー（ネギでもよい）をたっぷり載せる。レモンをぎゅっと絞って。

ホタテとエリンギのとも炒め

エリンギを軸から、7ミリの厚さで輪切りにする。テフロン加工のフライパンにキャノーラオイルを熱し、エリンギをじっくり焼く。しんなりしたら、ボイルホタテを加え、少量のオイスターソース、酒で味を調える。たっぷりのゴマとネギを加えてからませる。

牡蠣と海苔のスープ

牡蠣は塩をまぶして洗う。ダシ（または水にダシしょうゆを加えてもよい）、酒少々を火にかけ沸騰したら、牡蠣とちぎった焼き海苔を加える。沸騰したら、薄口しょうゆで味を調える。すりおろしショウガを加える（チューブのショウガでもよい）。

大人エビチリ（2人分）

エビは殻をむき（冷凍むきエビなら解凍する。殻をむいて180〜200グラム）、塩、コショウ、小麦粉、キャノーラオイル各少々をまぶしつける。テフロン加工のフライパンに油を熱してエビを入れて両面焼く（衣が取れるので、あまりさわらないように）。豆板醤小さじ1、市販のトマトペースト18〜20グラム、みりん大さじ2、塩小さじ4分の1を混ぜ合わせて加え、からませる。千切りレタスなどの野菜の上に載せる。

サケのチャンチャン焼き

北海道産またはアラスカ産の天然サケを用意する。軽く塩、コショウをする。キャベツはざく切り、玉ネギ、人参は細切り、シメジは石づきを切ってほぐす。フライパンにオリーブオイルを入れて、サケを皮目から焼き、両面に焼き色がついたら周りに野菜とニンニクのオイル漬けを入れて、たれ（味噌、みりん、酒）をかけて蓋をして火を通す。鍋ごとテーブルに供す。

即席カツオ汁

カットワカメを戻してお椀に入れる。急須にカツオ節を入れて熱湯を注ぐ。3分ほど待ってからお椀に注ぎ、ダシしょうゆで味を調える。

カツオとアボカドのポキ

さしみ用カツオ160グラムを一口大に切ってタレ（しょうゆ大さじ1と2分の1、みりん大さじ1、ゴマ油小さじ1）を加えて混ぜ合わせ10分おく。一口大に切ったアボカドを加えて混ぜる。

玉ネギ4分の1は薄切りにして、ご飯2膳分に分けて載せる。カツオとアボカドをたれごと上にかけ、ナッツ、千切りの大葉（あれば）を散らす。

スペシャル腎精チャージスープ

市販のすっぽんスープの缶詰を買う。温めて、ショウガのすりおろし（チューブのショウガでも可）を加える。

●黒豆

黒豆ドライカレー

玉ネギ、ピーマンはみじん切りにする。ニンニクのみじん切りと玉ネギを炒め、ひき肉も炒める。人参をすりおろしながら加え、ピーマン、蒸し黒豆、カレー粉、ケチャップ、しょうゆを加えて、汁気がなくなるまで炒める。ご飯にかけ、好みで温泉卵を載せる。

★炊飯器で作る温泉卵

熱湯を沸かす。冷蔵庫から出してすぐの卵を炊飯器に並べる。卵がしっかりかぶるように熱湯をたっぷり注いで、そのまま保温で15分おく。炊飯器から出す。3合炊き炊飯器だと、たっぷりの熱湯に卵5個程度が目安。

黒豆そぼろ

ひき肉を炒める。蒸し黒豆、クコの実を加え、オイスターソース、しょうゆ、みりんで味をつける。黒ゴマを加えて混ぜる。

⇓レタスをたっぷり刻んでご飯に載せる。黒豆そぼろを載せ、カイワレ大根かブロッコリースプラウトを載せる。

黒豆のチリコンカーン

鶏もも肉、玉ネギ、セロリ、人参など野菜をさいの目に切る。鶏肉をオリーブオイルで炒めたら野菜と黒豆、カットトマトを入れて煮る（鶏手羽先の煮たものを使ってもＯＫ）。

黒豆ハンバーグ

蒸し黒豆を袋の上から手で押してつぶす。鶏ひき肉２００グラム、片栗粉大さじ1を混ぜ合わせ、塩、コショウで味を調える。小さめの平たい団子状にし、キャノーラオイルを熱したフライパンで焼く。

野菜を添える。

●黒ゴマ

黒ゴマハニー

黒ゴマペースト大さじ3、はちみつ大さじ3、みりん大さじ3を混ぜ合わせる（みりんは電子レンジ500Wで15秒ほど温めてアルコール分をとばすとよい)。そのまま保存可能。朝食のパンに。

黒ゴマダレ(作りやすい分量)

練り黒ゴマ大さじ3、すり黒ゴマ大さじ6、しょうゆ大さじ9、酢大さじ3、白味噌(甘口)大さじ3、みりん大さじ6を混ぜ合わせる(みりんは電子レンジ500Wで15秒ほど温めてアルコール分をとばすとよい)。
冷蔵庫で1カ月保存できる。
⇓野菜サラダのドレッシングに
⇓しゃぶしゃぶのタレ
⇓ゆで鶏のバンバンジーソースとして
⇓ゆでた中華麺とカットしたトマトを加えて和えそばに(トマトのほか、セロリの千切り、ワカメ、キノコなど何でも可)

●薬味と使いやすい調味料

ニンニクのオイル漬け

ニンニクは買ったら丸ごと1個をみじん切りにし、キャノーラオイルかグレープシードオイルに漬ける。ニンニクの上まで漬かるようオイルより上にニンニクが出ないくらいのオイルを入れること。そのまま冷蔵庫で1カ月ほど保存可能。使いたいときに、オイルごとスプーンですくって使う。料理のたびに切らなくてすむので、料理がラクになる。

すりおろしショウガ

ショウガ1袋（100グラム）を汚れたところを取り除いて、皮ごとすりおろす。小さじ1の酢を加えて混ぜ、空き瓶に入れ、冷蔵保存する。10日間程度、保存可能。

いつでもネギ

ネギは刻む。密閉容器の底にキッチンペーパーをたたんで敷く。ネギを入れる。上にキッチンペーパーを載せる。冷蔵庫で1週間程度保存できる。何にでも加える。

自家製陳皮

無農薬のみかんが手に入ったら、皮を洗って天日でからからになるまで干す。ちぎって、肉の煮込み料理に入れる。お茶の材料に。大根や白菜のサラダに。

玉ネギたっぷりドレッシング

玉ネギ2個250グラム程度をすりおろす。酢75cc、塩小さじ1、昆布茶小さじ2、オリーブオイル50cc、コショウ少々を混ぜ合わせる。一晩以上寝かせる。冷蔵庫で1カ月保存できる。サラダのドレッシングとして。

ニラしょうゆ

ニラ1束（100グラム）を小口切りにする。しょうゆ大さじ1と2分の1、酢大さじ1を加える。フライパンでゴマ油大さじ2、豆板醤小さじ2を弱火で熱し、香ばしい香りがしたら火を止めて、ニラを加えて混ぜ合わせる。密閉瓶で1週間ほど保存可。

⇓ニラの和えそば。ゆでた麺にニラしょうゆをかけて和える。黒豆そぼろをプラスするとおいしい。

ほか、お粥に加える。肉や魚の焼いたものに載せる。豆腐に載せる。

●お手軽薬膳茶

黒豆茶——腎精チャージに

市販の煎り黒豆5グラムと昆布3センチ角1枚をポットに入れて熱湯300～500ccを注ぐ。

ナツメとクコのお茶——腎精チャージに

ナツメ20グラムを適当な大きさにちぎる。クコ3グラム。ショウガは皮ごと薄切りにする。これらを熱湯でさっと洗ってポットに入れ、熱湯を300～500cc注ぐ。

菊花とクコのお茶——眼精疲労に

市販の乾燥菊花3、4個、クコ5グラムを熱湯でさっと洗ってポットに入れる。緑茶のティーバッグを1個入れ、熱湯300～500ccを注ぐ。

バラの花と陳皮のルイボスティー——血液をきれいにする（美肌、血行促進）

バラの花1グラム、陳皮3グラム、ルイボスティーのティーバッグ1個をポットに入れる。

熱湯を300〜500cc注ぐ。

黒豆と陳皮のお茶――血液をきれいにする、ダイエット

市販の煎り黒豆5グラムと陳皮3グラムをポットに入れて熱湯300〜500ccを注ぐ。

桑抹茶と緑茶のお茶――血液をきれいにする、ダイエット

市販の桑抹茶1グラムをポットに振り入れる。抽出した緑茶を300〜500cc注いでよく振る。

サンザシとナツメのお茶――血液をきれいにする、ダイエット

市販のサンザシ果肉、またはサンザシ刻み（薬店で購入）7グラム、ナツメ15グラムをちぎってさっと洗う。ポットに入れて熱湯300〜500ccを注ぐ。酸味が強いので、はちみつを加えてもよい。

付録　40代以降を元気に過ごすための漢方薬

この本では主に「抗衰老」の効果のある薬膳の食材をご紹介してきましたが、最後に、40代以降の方のための代表的な漢方薬もご紹介しておきましょう。

本書のテーマである「腎精をチャージすることで、若々しさを保つ」漢方薬と、加齢によって起きやすい2種類の毒、「瘀血《おけつ》」と「痰濁《たんだく》」の排出を助ける漢方薬です。

いずれも、保険適用で医療機関で処方してもらえるか、一般医薬品として漢方薬店などで扱っている、入手しやすいものです。

腎精チャージの漢方薬

「補腎薬《ほじんやく》」と呼ばれ、老化によって現れる不調を、腎をサポートすることで緩和してくれます。

腎の衰えが現れる方向は、人によって違うので、それぞれのタイプに対応する漢方薬をご紹介します。

補腎の漢方薬の代表的なものは「六味地黄丸《ろくみじおうがん》」です。「六味丸《ろくみがん》」とも言われます。体に必要な成分を補う3種類の漢方薬（山茱萸《さんしゅゆ》・山薬《さんやく》・地黄《じおう》）と、不要なものを排出する3種類の漢方薬（牡丹皮《ぼたんぴ》・茯苓《ぶくりょう》・沢瀉《たくしゃ》）の計6種類がバランスよくブレンドされており、加齢による症状の予防と改善に使います。

六味丸をベースに、体質や症状に合わせてカスタマイズした処方があります。自分の体の状態に合わせて選ぶことができます。以下は、「地黄丸類」と呼ばれる補腎薬の一覧です

薬の名前	適応	効果
六味地黄丸（ろくみじおうがん）	補腎薬の基礎 腎精・腎陰の不足に	腎精・腎陰の不足による乾燥症状、筋肉のやせ、足腰のだるさ、ほてり、耳鳴り、寝汗、排尿障害、糖尿病などの内分泌系の疾患の改善と予防などに使う。子どもの発達障害にも。
杞菊地黄丸（こぎくじおうがん）	腎精・腎陰が不足＋眼の症状	43ページで紹介。加齢からくる目の症状を防ぐクコ、菊花を配合。黄斑変性症や白内障、糖尿病網膜症の予防などに使われる。
味麦地黄丸（みばくじおうがん）	腎精・腎陰が不足＋気管支の乾燥症状や息切れ	腎精・腎陰などの体液不足が進行してくると、肌や口、気管支の乾燥症状や咳、のぼせ、息切れなどが出る。体液を増やす生薬をプラスして配合。

薬の名前	適応	効果
知柏地黄丸（ちばくじおうがん）	腎精・腎陰が不足＋熱感が強くなる	腎精・腎陰などの体液不足が進行すると、相対的に体の中の冷やす力よりも温める力が強くなるため、熱感が増す。ほてり、頬が赤くなる、寝汗、午後の微熱、血圧上昇、不眠、男性の場合、性的な刺激があまりなくても勃起する、女性の更年期のホットフラッシュ、そのほか、中耳炎や口内炎などの炎症症状に。
八味地黄丸（はちみじおうがん）	腎の温め力が低下しているときに	冷えが強い、腰から下が重だるい、尿の切れが悪い、夜中に2回以上排尿。前立腺肥大にも用いる。
牛車腎気丸（ごしゃじんきがん）	腎の温め力の低下＋むくみ	八味地黄丸のタイプで、さらに下半身の重だるさ、むくみ、しびれなどがある場合。前立腺肥大にも用いる。
海馬補腎丸（かいまほじんがん）	腎の温め力の低下＋生殖力の低下（ED、不妊）	鹿の角、タツノオトシゴ（海馬）など動物生薬を配合。

＊腎陰、腎陽の説明は80～90ページ参照。
＊六味地黄丸、八味地黄丸、牛車腎気丸は、保険適用の処方ですので医療機関で相談ができます。それ以外の漢方は、漢方薬店などで入手できます。

瘀血と痰濁を排出する漢方薬

血行不良や血管が硬くなるなど、血に関わる毒である「瘀血」。代謝できなかった水や食べ物が蓄積した毒である「痰」。これらは、加齢によって、少しずつ増えていくことは避けられません。

しかし、瘀血や痰をできにくくする、予防することを、中国医学は得意とします。漢方薬として使われるものでも、副作用の少ないものは、日本では食用として販売されているものもあります。併せて紹介します。

薬の名前	適応	効果
冠元顆粒（かんげんかりゅう） **環元清血飲**（かんげんせいけついん）	全身の瘀血を取る。「冠心2号方」という中国の心筋梗塞、狭心症の治療処方の変方	血液の粘性が高い、血管が弾力を失って硬くなるなどによって血流が悪くなった状態を改善する。肩こり、頭痛、シミ、あざ、血栓ができやすい、動脈硬化、心臓疾患、筋腫、腫瘍など。
桂枝茯苓丸（けいしぶくりょうがん）	血と水のめぐりが悪くなった状態に。下半身のむくみとうっ血に	下腹部のむくみ、うっ血、痛みなどに。子宮筋腫や生理痛などに使う。

薬の名前	適応	効果
芎帰調血飲第一加減（きゅうきちょうけついんだいいちかげん）	血行不良と冷えが同時にある人に	子宮筋腫、子宮内膜症、更年期障害、産後の不調、イライラなど女性の婦人科系の症状に広く使われる。
丹参（たんじん）	シソ科の丹参の根。「冠心2号方」の主な薬	血液量の増加、血管拡張、血圧降下などの薬理効果が認められている。丹参1種類を1日5グラム程度煮て服用。
田七人参（でんしちにんじん）	ウコギ科のサンシチニンジンの根	◆日本では食品分類 含まれるフラボノイドに血流量を増加させる働きが報告されている。中性脂肪やコレステロールを調整し、血糖値を低下させる。1回1グラム程度の粉末を服用。
サンザシ	バラ科サンザシの果実の乾燥物	◆日本では食品分類 本書では肉の消化を促進する食材として登場（104ページ）。瘀血・痰濁を取る働きもある。私の関わったケースでは、閉経後、中性脂肪やコレステロールが急に高くなったという女性たちに煮出してお茶代わりに飲んでもらったところ、コレステロール値が下がるケースが多く見られた。

陳皮 （ちんぴ）	みかんの皮の干したもの	◆日本では食品分類 長期に服用すると痰濁を排出。粉末を薬店でも入手できるが、温州みかんの皮を天日に干して粉末にしたものを手軽に作れる。 毛細血管の強化作用、悪玉コレステロール、中性脂肪を低下させ、善玉コレステロールを増加させる効果が報告されている。

＊桂枝茯苓丸は、保険適用の処方ですので医療機関で相談ができます。それ以外の漢方は、漢方薬店などで入手できます。

おわりに

中国医学は、これまでは科学的根拠のない、オカルト的な文脈で語られることが多かったように思います。

1つには、中国医学では、西洋医学的には理由のつかないものが、治療されるからではないでしょうか。しかし、それは、西洋医学的な理論で説明がつかないだけで、中国医学的の理論と診断＝弁証《べんしょう》では、病名がつけられています。

中国医学は原因不明の病でも治せるように言われることもありますが、そうではありません。西洋医学で、病名がつかなければ治療ができないように、中国医学でも病名がつかなければ、治療をすることができません。

ただその病名（弁証）が西洋医学の病名とは一致しない、また、西洋医学では、病気と見なさないような症状にも病名をつけて治療する点が、大きな違いなのです。

たとえば、日本では、女性を中心に、冷えを感じる人が多くいます。これは他の病気との併発でないと、西洋医学的にはなかなか病名がつきません。

しかし、中国医学では、患者の訴えが強い場合は、病気として治療を行います。

体を温めるエネルギーは「陽気」と呼ばれます。

冷えを感じる場合、エネルギーとしての「陽気」の総量が足りないのか、それとも、総量としては足りていても、スムーズに運ばれていないのか、に着目します。

総量が足りていない場合は、「陽気虚」と診断します。そして、その気がどの臓器において、足りていないのかを見ていきます。気を作り出す臓器は、「脾（消化系統）」と「腎（泌尿器・内分泌・免疫系統）」「肺」です。冷えとともに、お腹をこわしやすい、食後眠くなるなどの症状を訴えていれば、「脾の陽気」の不足として「脾陽（気）虚」と診断します。中国医学でいう病名は「脾陽虚」になります。

薬膳で使う漢方薬や食材は、五味（どんな味か）・五性（体を冷やすか温めるか）・帰経（どの臓器に効くか）で、もともと分類されています。

脾陽虚に使われる食材や漢方は、「味は辛味、つまり辛い味のもの。さらに温性（体を温める働きのあるもの）、そして、脾に効果をもたらすもの（帰経が脾のもの）」というふうに選んでいきます。

たとえば食材としては、みなさんがよく知っている、ショウガ・ネギ・シナモンなどです。

これらは、すべて、性質として、辛味・温性・脾に効果をもたらすという特徴を持ちます。

民間療法では、冷えには、ショウガ、シナモンと紹介されることが多いですが、中国医学は、症状を聞いて、独自の診断方法に基づいて病名（証《しょう》）と治療方法を決定し、食材や薬を処方しているわけです。


他の病気でも、基本的にこのような診断の流れは変わりません。証は1つとは限らないので、エネルギー不足とエネルギーの停滞などが同時に見られる場合もあります。

その場合は、主訴の重さや症状の重大度によって、何を優先させるのかを決めていきます。他の病気の可能性がないか、どちらを重点にするかなどは、医者の判断です。このあたりは医者の腕次第という点も、西洋医学と変わりません。


最近の中国医学では、「中西医結合」ということが進められ、「弁病《べんびょう》」という考え方が使われるようになりました。

西洋医学的な検査数値や特定の病名を、中国医学の「証」に当てはめて処方を作ることで、医師の技量による治療成果の違いを小さくし、さらに、現場での診断を効率的にしようというものです。

たとえば1970年代に、中国の国家プロジェクトとして始まった虚血性心疾患など「冠心《かんしん》病《びょう》」を治療する漢方製剤の開発があります。脳血栓や心臓病などの循環器系の疾患に使われる漢方「冠心2号方」です。

冠心とは、心臓を意味します。この薬は、私の師の1人でもある西苑医院の老人科陳可冀《かき》医師のチームが作った処方で、動脈硬化や脳血栓予防、脳溢血のリハビリ、心臓病の治療などに非常に高い効果をもたらしています。

老人科にいた陳可冀医師たちは、ある年齢以上に現れる血流障害や動脈硬化を、中国医学にすでにある概念「瘀血」＝「血の流れが停滞すること」に当てはめ、心に経絡をもつ生薬を中心に、この処方を考案しました。瘀血とは、本文でもお話ししたように、血液がドロドロになり、血液の流れがよどむ状態です。

この処方は、主に5つの薬からなります。丹参《たんじん》（シソ科タンジンの根）、赤芍《せきしゃく》、川芎《せんきゅう》、紅花《こうか》、降香《こうこう》。薬理的には5つの生薬すべてに血管を拡張して血行をよくする働きと、血栓ができるのを抑える働きが認められています。

日本では、保険治療製剤には含まれていませんが、非常に高い効果を発揮し、20世紀の名薬と呼ばれています。

西洋医学的な検査数値や診断をもとに、中国医学的な診断を行って、ベースになる薬を決め、さらにその人の体質や季節、合併症の有無などももとに、生薬を足していくというやり方は、非常に合理的ではないでしょうか。

また2015年、大村智さんがノーベル賞を受賞したときに、屠《と》呦呦《ゆうゆう》さんも、青蒿《せいこう》という漢方薬からの、抗マラリア薬アーテミシニンの抽出・開発に成功した功績で、ノーベル生理学・医学賞を受賞しています。彼女は1951年に北京医学院の薬学科で学び、西洋医学を中心に学んだ後、北京中医薬大学で中国医学を学んでいます。大村さんと同じ2つ以上の専攻で学んだ人です。

米国とベトナムが戦争を行っていた1960年代。ベトナムに参戦した中国人の軍人がマラリアで死亡しているという話を聞いた毛沢東は、中国医学の学者たちにマラリア治療薬を開発するよう指示しました。

屠さんはマラリアの予防治療を研究するプロジェクトチームのリーダーに任命され、マラリアに効果があると伝統的に言われてきた2000種類以上の漢方薬を調べ、薬物を加熱抽出してマラリアの抑制の検査測定を行います。結果はどの薬もマラリアの抑制率は低く、彼女は、さらに研究を続けます。

その際、古代の文献を調査する中で、東晋時代の名医・葛洪《かっこう》の著作『肘後備急方《ちゅうごびきゅうほう》』の中に、「青蒿を一握り用意し、水二升に浸し、その汁を絞って服用する」と書かれている一文を発見します。

屠さんは、「青蒿の有効成分の抽出に高温の熱抽出は向かないのでは？」と考え、エーテルによる低温抽出方法を試みたところ、抗マラリア作用の高い青蒿の抽出物を作ることができました。さらに毒性の除去を行って、マラリア原虫を１００％抑制するアーテミニシンの開発に成功したのでした。

冠心2号方もアーテミシニンも、どちらのケースも中国医学的な観点に、西洋医学的な視座と実証を加えることで、より質の高いものを作り出すことに成功しています。

本書で紹介した「閉経年齢の早い人ほど老けるのが早い」ということも、中国医学的には認められた見解です。

西洋医学的な現代医療では、閉経を遅くさせるための効果的な方法は、ホルモン剤以外は、まだ見つかっていません。

しかし、中国医学では、早い閉経などの老化対策としては、「腎精を補う」という方法論が有効であることが経験的に実証されています。

西洋医学的な実証が行われるまで待って老化への対策を行ったほうがいいのでしょうか。それとも、できることから、始めたらよいのでしょうか。

私は後者をおすすめしたいと思います。

もし、後者のリスクが非常に高いなら、実証を待ったほうがいいでしょう。ですが、本書でとりあげた腎精チャージの食材は「副作用がない」ことがある程度担保されたものであり、ご紹介した漢方薬も副作用が少ないものです。

どのような副作用の実証を行ってきたかは歴史が証明してくれています。エビデンスとは、「試験管の中でデータをとって行われるもの」だけではなく、過去数百年にわたって、実用性を保ち続けてきたということも、1つのエビデンスになりうるのではないでしょうか。

芸術作品も、そのときもてはやされても、時間というふるいにかけられ、価値がないものは淘汰されていきます。どんなによいと言われても、副作用があるものは、日常食としては、淘汰されていきます。それは、鉱物を食べるという中国の不老不死薬の研究の歴史からも実証されています。
時間のふるいにかけられて、今も使い続けられているものには、何らかの有効性があると言ってよいのではないかと私は思います。

本書を書いている2018年、私たちは、本当におもしろい時代に生きているのだなと実感します。

この本の中で紹介してきたように、中国医学が経験的に効果があると言い続けてきたことが、現代医学が新たに発見した成分などによって裏付けられることが出てきています（もちろん、その逆で無効性が証明されることもあります）。

現代医学だから筋が通っているとか、中国医学だから体にやさしい、ということではなく、本質的なことは、薬でも食材でも、「人間の体と心の健康に本当に役立つかどうか」ということだと思います。

そのためには、いろいろな視点を知っておくほうが、役に立つと思うのです。この本の中では、「中国医学的な視点」を、できるだけ、わかりやすくお伝えしてきたつもりです。

そのなかから、ピンと来たものを1つでも2つでもいいので、ぜひ、試してみてください。よい結果が出たら、続けてみる、増やしてみる。

合わなければごめんなさい。イマイチだったら、やめればいいだけです。本書で紹介した食養生の方法に、大きな副作用が出るものはありません。

体と心を元気にしてくれる食事を自分で作って、自分で自分や家族の健康を守る。これはとても楽しく、安心できることです。

みなさまの豊かな見識に、さらに「新たな視点」を加えることで、健康な生活を送るための一助にしていただければうれしいです。

参考文献

孟威宏・史国兵編『电离辐射损伤防护与中药抗辐射研究』人民军医出版社　2011
陈可冀編『清代宫廷医话』人民卫生出版社　2012
许士凯編『抗衰老药物学』中国医药科技出版社　1994
刘卉・何蕾「银耳多糖与透明质酸的保湿性能比较」『安徽农业科学』26　2012
王玢「银耳制品的制备及其生理功效研究」首都师范大学硕士论文　2009
黄万元・陈洪玉・李文静・孙婷・覃云海・李朝敢「核桃、黑芝麻对D-半乳糖衰老模型小鼠的抗衰老作用研究」『右江民族医学院学报』05　2009
刘润平「红枣的营养价值及其保健作用」『中国食物与营养』12　2009
近藤宣昭『冬眠の謎を解く』岩波新書　2010
小曽戸洋『新版 漢方の歴史』大修館書店　2014
猪飼周平『病院の世紀の理論』有斐閣　2010
虎石真弥『美しくなるランナー食』小学館　2012
矢澤一良監修『日本食およびその素材の健康機能性開発』シーエムシー出版　2016
西川研次郎監修・食品機能性の科学編集委員会編『食品機能性の科学』産業技術サービスセンター　2008

「海の野菜を食べる—海藻の食文化」『vesta』107号　2017
長田昭二「5つの臓器を老化から守れ」『文藝春秋』2017年2月号
吉城民恵・大井伸子・松永美由紀「黒豆納豆摂取による更年期不定愁訴への影響」『母性衛生』46巻3号　2005
劉影・福渡靖・菊池佑二「黒豆煮汁の未病（機能的病態）に及ぼす効果に関する研究」『東方医学』17巻2号　2001
井関栄三「高齢認知症患者の食欲不振における六君子湯の効果」『Geriatric Medicine』49巻6号　2011
井上和美・北原麻矢・磯部秀之・秋山聡子・丁宗鐵・會川義寛・久下沼裕・鳴神寿彦「香辛料のヒト脳循環と脳高次機能に及ぼす影響（Ⅱ）—カルダモンの脳内血流増大作用」『和漢医薬学雑誌』19巻 Supplement 2002
山下かなへ「食品成分相互作用による生体内抗酸化機能の増強効果—ゴマリグナンとビタミンE—」『日本栄養・食糧学会誌』62巻4号　2009
亀井飛鳥・阿部啓子「新規食品の機能性評価　—桑葉を例にして」『生物工学会誌』95巻6号　2017
シラパコング＝ピヤマース・鈴木幸一「食べる桑の機能解析と応用開発」『蚕糸・昆虫バイオテック』85巻2号　2016
横出正之「脂質代謝と抗加齢医学」『日本老年医学会雑誌』45巻2号　2008
渡辺賢一ほか「耐糖能異常における桑葉の効果—基礎と臨床からのアプローチ—」『新潟医学会雑誌』121巻4号　2007
石橋忠明「膵外分泌機能の加齢による変化—内視鏡的純粋膵液採取法による検討—」『岡山医学会雑誌』111巻3-8号　1999

日本老年学的評価研究　https://www.jages.net/

国立がん研究センター　がん情報サービス　https://ganjoho.jp/public/

Piper Weiss, Shine Staff. USDA Bans Whole Milk in Schools. Rolls Out Major School Lunch Reforms, *Healthy Living,* January 26, 2012

Abidov, M., Ramazanov, Z., Seifulla, R., Grachev, S. The effects of Xanthigen in the weight management of obese premenopausal women with non-alcoholic fatty liver disease and normal liver fat, *Diabetes, Obesity and Metabolism,* 12(1), 2010

Jan Józefczuk et al. Mulberry leaf extract decreases digestion and absorption of starch in healthy subjects—A randomized, placebo-controlled, crossover study, *Advances in Medical Sciences,* 62(2), 2017

Ying Bao et al. Association of Nut Consumption with Total and Cause-Specific Mortality, *The New England Journal of Medicine,* 369(21), 2013

Lauren M. Willis, Barbara Shukitt-Hale, Vivian Cheng, James A. Joseph. Dose-dependent effects of walnuts on motor and cognitive function in aged rats, *British Journal of Nutrition,* 101(8), 2009

Steve Horvath et al. Menopause accelerates biological aging, *Proceedings of the National Academy of Sciences of the United States of America,* 113 (33), 2016

Muthaiyah, B., Essa, M.M., Lee, M., Chauhan, V., Kaur, K., Chauhan, A. Dietary supplementation of walnuts improves memory deficits and learning skills in transgenic mouse model of Alzheimer's disease, *Journal of Alzheimer's Disease,* 42(4), 2014

読者特典！　限定セミナー動画はこちらからご覧いただけます。

「老いない体をつくるビューティフル・エイジングセミナー」

https://youtu.be/RBOwqKUVrAQ

著者略歴

阪口珠未《さかぐちすみ》

株式会社漢方キッチン（薬店・薬膳スクール）代表。国立北京中医薬大学提携・日本中医薬大学講師。文部省国費留学生として、北京中医薬大学で中医学を学び、同大付属病院にて臨床と実習を行う。一九九九年、株式会社漢方キッチン設立。東京・恵比寿にて薬膳スクールと薬店を経営しながら、清代の西太后の宮廷薬膳を研究。企業や自治体でのコンサルティング実績も多い。著書に『西太后のアンチエイジングレシピ』（主婦の友社）、『毎日使える薬膳&漢方の食材事典』（ナツメ社）などがある。
http://kanpokitchen.com

幻冬舎新書 515

老いない体をつくる中国医学入門
決め手は五臓の「腎」の力

二〇一八年九月三十日 第一刷発行
二〇一八年十月二十日 第二刷発行

著者 阪口珠未
発行人 見城徹
編集人 志儀保博

発行所 株式会社 幻冬舎
〒一五一-〇〇五一 東京都渋谷区千駄ヶ谷四-九-七
電話 〇三-五四一一-六二一一(編集)
〇三-五四一一-六二二二(営業)
振替 〇〇一二〇-八-七六七六四三

ブックデザイン 鈴木成一デザイン室
印刷・製本所 中央精版印刷株式会社

検印廃止

Printed in Japan ISBN978-4-344-98516-2 C0295
さ-21-1

幻冬舎ホームページアドレス http://www.gentosha.co.jp/
*この本に関するご意見・ご感想をメールでお寄せいただく場合は、comment@gentosha.co.jp まで。

幻冬舎新書

瀧靖之
脳はあきらめない！
生涯健康脳で生きる 48の習慣

2025年、65歳以上の5人に1人が、認知症になる時代がやってくる。今ならまだ間に合う！ 16万人の脳画像を見てきた脳医学者が教える、認知症にならない脳のつくり方。

本多京子
塩分が日本人を滅ぼす

介護要らずの、幸せな長生きのためには「健康寿命」を延ばすこと。それには塩分を控えることが最重要。だが、味の濃い加工食品や調理済みの既製品を好む現代日本人は、「見えない塩」に侵されている！ 意外に知らない、日本の食卓の危機。

山田悟
糖質制限の真実
日本人を救う革命的食事法ロカボのすべて

日本人の三大死因、ガン・心臓病・脳卒中の根っこに血糖異常がある。怖いのは食後高血糖。血糖値を上げないための新しい食事法がロカボだ。最新栄養学に基づく革命的食事法を徹底解説。

牧田善二
人間ドックの9割は間違い

毎年人間ドックを受診していながら、命を落とす人は多い。そこでは、がんなどの「命を奪う病気」を早期に見つけられないから。健康に長生きするために受けるべき検査とは？ 自分の命は自分で守る！